HEFTE ZUR UNFALLHEILKUNDE

BEIHEFTE ZUR „MONATSSCHRIFT FÜR UNFALLHEILKUNDE UND VERSICHERUNGSMEDIZIN"

HERAUSGEGEBEN VON PROF. DR. A. HÜBNER, BERLIN

HEFT 49

DIE CHIRURGIE DES SÄGEUNFALLES

KLINISCHE, ARBEITSPHYSIOLOGISCHE
UND VERSICHERUNGSRECHTLICHE UNTERSUCHUNGEN

VON

PROFESSOR Dr. med. KURT STUCKE

Oberarzt der Chirurgischen Universitätsklinik Würzburg

UND

Dr. med. HELMUT BAYREUTHER

Assistent der Universitäts-Nervenklinik Göttingen

MIT 53 ABBILDUNGEN UND 29 TABELLEN

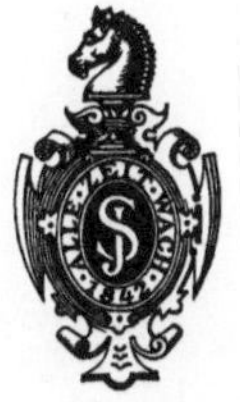

1955

SPRINGER-VERLAG / BERLIN · GÖTTINGEN · HEIDELBERG

ISBN 978-3-540-01920-6   ISBN 978-3-642-86223-6 (eBook)
DOI 10.1007/978-3-642-86223-6

Vorwort.

Der Plan, die Unfälle durch Sägemaschinen in einer umfassenden Abhandlung darzustellen, ergab sich aus Beobachtungen und Erfahrungen, die in den Jahren nach dem zweiten Weltkrieg an dem großen Unfallgut der Göttinger Chirurgischen Universitäts-Klinik gesammelt werden konnten. Damals fielen Verletzungen durch Holzverarbeitungs- und Sägemaschinen in einer so bemerkenswerten Häufung an, daß man sich die Frage vorlegen mußte, ob diese als rein örtliche Gegebenheit bzw. als zeitgebundene Erscheinung anzusehen war oder ob hier vielleicht eine Unfallart vorlag, die bisher ganz allgemein zu wenig Beachtung gefunden hatte.

Bei der Sichtung des Schrifttums ließ sich nun bald die Feststellung machen, daß hierüber tatsächlich selbst in größeren Handbüchern der Chirurgie und Unfallheilkunde, in Archiven und Zeitschriften nur einige wenige knapp und allgemein gehaltene Hinweise zu finden sind. Dies steht in einem bemerkenswerten Gegensatz zu der realen Bedeutung des Sägeunfalles, stellt sich doch bei näherem Studium heraus, daß dieser nicht nur relativ häufig vorkommt, sondern obendrein auch in den meisten Fällen sehr schwer ist. Um nun die Gesamtheit der Sägeunfälle ausreichend erfassen zu können, wandten wir uns an die zuständigen Berufsgenossenschaften der Bundesrepublik, die alle notwendigen und wichtigen Angaben und Daten bereitwilligst zur Verfügung stellten. Schon aus diesen Unterlagen ließen sich ganz bestimmte und statistisch gesicherte Erkenntnisse über die Häufigkeit, die Schwere und den Hergang der Sägeunfälle gewinnen. Die zusätzlichen Analysen der einzelnen Unfälle, der im Sägebetrieb vorherrschenden Arbeitsbedingungen und -einrichtungen, der Sägemaschinen und ihrer Eigenarten deckten ganz bestimmte Gesetzmäßigkeiten der hier vorkommenden Unfälle auf und machten überdies ihre große volkswirtschaftliche und soziale Bedeutung eindeutig klar.

Damit ergab sich für uns die Aufgabe, einerseits für den Unfallchirurgen eine möglichst vollständige Darstellung aller Sägeverletzungen in ihrer bunten Vielgestaltigkeit zu bringen und zum anderen unter Berücksichtigung technischer und arbeitsphysiologischer Gesichtspunkte den Berufsgenossenschaften und Gewerbeaufsichtsbehörden einen Beitrag zur Verhütung von Unfällen an Säge- und Holzverarbeitungsmaschinen zu liefern.

Würzburg und Göttingen im Mai 1955.

Die Verfasser.

Inhaltsverzeichnis.

I. Einleitung.

Die an Sägemaschinen entstandenen Verletzungen spielen in der Unfallchirurgie heutzutage eine so große Rolle, daß es eigentlich erstaunlich ist, wenn alle hiermit zusammenhängenden Fragen bisher noch nicht einer eingehenden Bearbeitung unterzogen wurden. Der Personenkreis, für den diese Unfallart von vorwiegendem Interesse ist, umfaßt nach Tätigkeit und Aufgabe sehr verschiedene Gruppen. An erster Stelle sind naturgemäß die Arbeitnehmer zu nennen, welche der Unfallgefahr unmittelbar ausgesetzt sind. In zweiter Linie die Arbeitgeber und Betriebsleiter, in deren Bereich sich die Unfälle ereignen und schließlich die Berufsgenossenschaften und Gewerbeaufsichtsbehörden, denen die Verhütung derartiger Unfälle, die Überwachung der Betriebe und die Entschädigungspflicht der Verunfallten obliegt. Diese Reihe ließe sich noch beliebig erweitern. Die anfallenden Probleme werden von jeder Gruppe ihrer Eigenart und Aufgabe entsprechend beurteilt und aus verschiedenen Blickwinkeln betrachtet. Eine zentrale Stellung in diesen Gruppen nimmt der Unfallchirurg ein, der die ärztliche Versorgung der Verletzten durchzuführen hat. Er sieht das Problem zwar vorwiegend als ein ärztliches an, darüber hinaus ist er aber aus verschiedenen Gründen als die Instanz anzusehen, die Wesentliches über die Gesamtheit des Sägeunfalles, seine Ursachen und Folgen auszusagen vermag.

Bei der Bearbeitung aller mit dem Sägeunfall zusammenhängenden Fragen stellt sich nun heraus, daß diese Unfälle ganz bestimmten *Gesetzmäßigkeiten* folgen. Diese sind einerseits in der *Persönlichkeit* des Verunfallten, andererseits in der *Eigenart des Sägemaschinenunfalles* verankert.

Aus diesen Tatsachen lassen sich für die Versicherungsträger nicht nur wertvolle arbeitsphysiologische Unterlagen (Häufigkeit, Schwere des Sägeunfalles, Beziehungen zur Berufsausbildung usw.), sondern auch ganz bestimmte Erkenntnisse für etwaige Verbesserungen des Unfallschutzes gewinnen.

In ihren ersten Abschnitten befaßt sich unsere Abhandlung mit *rein technischen Fragen des Sägens,* den hierzu üblichen *Maschinen,* den speziellen *Arbeitsvorgängen* und *-bedingungen* sowie den bisherigen *Unfallschutzeinrichtungen.* Im Hauptteil werden die *einzelnen Unfallarten,* insbesondere die der *Hand* und *Finger* und schließlich die *Rückschlagverletzungen,* die sehr oft tödlich verlaufen, besprochen. Um die Bedeutung der jeweiligen Unfallursachen stärker herausarbeiten zu können, wurde es notwendig, neben *Analysen einzelner Unfälle* umfangreiche *statistische Unterlagen,* die uns von den zuständigen Berufsgenossenschaften zur Verfügung gestellt wurden, auszuwerten. Dabei ergab sich, daß gerade bei den Sägeverletzungen über die allgemeine Unfallanfälligkeit hinaus noch einige Dinge besonders im argen liegen, die im Hinblick auf die Unfallverhütung dringend eine Diskussion erheischen. Dies ist um so wichtiger, als es sich bei den Sägeverletzungen in der Hauptsache um Verletzungen der Finger und Hände handelt, deren Erstversorgung über das Wohl und Wehe ihrer späteren Gebrauchsfähigkeit und Funktion entscheidet. Die Zeiten, in denen die Unfallchirurgie der Hand mehr oder weniger den jüngsten Assistenten oder Volontären der Kliniken und Krankenhäuser überlassen blieb, um so die ersten Schritte in die chirurgische Praxis zu tun, ist endgültig vorbei! Die moderne Handchirurgie verlangt eine völlige Beherrschung der recht komplizierten Anatomie, ein ausreichendes Maß technischen Könnens sowie die Kenntnis der besonderen Wundheilungsbedingungen an Hand und Fingern. Nur so können alle Möglichkeiten, die Funktion weitgehend zu erhalten, bzw. wiederherzustellen, voll ausgeschöpft werden.

Es liegt in der Natur der Sägeverletzungen, daß die Mehrzahl dieser Unfälle in der Kleinwerkstatt des Zimmermanns, des Tischlers und nicht zuletzt bei der Brennholzgewinnung für den Haushalt erfolgt. Die Erstversorgung ist somit oft zwangsläufig eine unchirurgische; Fehler oder Unzulänglichkeiten der „Ersten Hilfe" können später kaum wieder gutgemacht werden. Hier können nur einheitliche Behandlungsgrundsätze bessere Heilergebnisse erreichen. In dem Bestreben, diese auch für die Sägeverletzungen zu erarbeiten, sind sich Unfallchirurgen und Versicherungsträger einig.

Dem Leiter der Zentralstelle für Unfallverhütung beim Hauptverband der Gewerblichen Berufsgenossenschaften in Bonn, Herrn Ministerialrat a. D. Dr. KREMER, sowie Herrn Dipl.-Ing. SCHULZ, dem technischen Sachbearbeiter der Norddeutschen Holz-B.G. in Bielefeld, möchten wir für die fortlaufende Beratung bei der Abfassung der Arbeit herzlich danken. Umfangreiche Unterstützung gewährten uns weiterhin die zuständigen Berufsgenossenschaften, die uns ihre statistischen Unterlagen und ihr Krankengut bereitwilligst zur Verfügung stellten.

II. Begriffsbestimmung des Sägeunfalles.

Als „Sägen" bezeichnet man ein Arbeitsverfahren, das zur Herstellung von schmalen Einschnitten in härtere Materialien (Holz, Steine, Metalle, Knochen, Kunststoffe usw.) dient. Mittels eines rasch bewegten, meist mit dünnen Zähnen besetzten Werkzeuges (Sägeblatt) von verschiedener Form wird durch allmählichen Vorschub des Werkstückes oder Werkzeuges das in dem herzustellenden Einschnitt befindliche Material in Späne zerlegt. In diese Begriffsbestimmung lassen sich zum Teil auch die Fräsen einbeziehen. Unfalltechnisch und unfallchirurgisch sind die Fräsunfälle denen an Sägemaschinen sehr verwandt. Das Bestreben, bei modernen Maschinen stets eine Vielfalt von Verwendungsmöglichkeiten zu koppeln — eine Maschine kann gleichzeitig Fräse und Säge sein! — macht diese Beziehungen noch inniger. Zur Vermeidung von Überschneidungen bleiben jedoch die eigentlichen Fräsmaschinenunfälle in dieser Arbeit unberücksichtigt.

III. Geschichtliche Entwicklung der Sägemaschinen.

Die ältesten Versuche einer Mechanisierung des Sägevorganges gehen bis etwa 3500 v. Chr. zurück. „Die Veranlassung, die Sägen zu erfinden, soll ein Schlangen- oder Fischkiefer gegeben haben, weil man damit etwan von ohngefehr ein Holtz gerieben und gesehen, daß die Zähne tief eingeschnitten" (J. H. ZEDLER, 1742). Bei den ersten als Sägemaschinen anzusprechenden Konstruktionen ist ein steinernes „Sägeblatt" an einem Pendel aufgehängt, welches von Menschenhand hin- und herbewegt wird. Druck und Führung leistet die Maschine. Diese diente hauptsächlich zur Zerteilung von Steinen. Auch im klassischen Altertum waren Sägemaschinen bekannt. Da die großen Sklavenmassen die stumpfsinnigsten und schwierigsten Arbeiten verrichteten, war für Maschinen nur da ein Interesse vorhanden, wo ihr Arm nicht ausreichte. Windund Wasserräder sowie Göpel wurden aus diesen Gründen nur selten verwendet. Eine der wenigen Nachrichten über Wasserkraftanlagen des Altertums bezieht sich auf eine Steinsägemühle an der Roer. (Vers 361 des Moselgedichtes, *Ausonius*, 369 n. Chr.).

Aus dem Jahre 1245 ist eine Skizze des Franzosen *Wilars* erhalten, die man als Vorstufe einer Gattersäge betrachten kann: Durch ein Wasserrad wird ein Sägeblatt bewegt, Rückholung erfolgt durch einen federnden Baumstamm, der Vorschub des Holzes durch ein gezahntes Rad. 1322 ist die erste Sägemühle in Augsburg, 1427 eine in Breslau, 1490 eine weitere in Erfurt nachweisbar. Auch LEONARDO DA VINCI hat in der Zeit von 1488 bis 1500 Sägemaschinen angegeben. Es handelte sich um ein Sägeblatt mit M-förmigen Zähnen, das in beiden Richtungen schneidet bzw. eine einblättrige Gattersäge, die mit der Hand angetrieben wird. Mittels einer Stange wird die Bewegung auf eine Kurbelwelle übertragen, und durch ein großes Schwungrad reguliert, an die Kurbelwelle ist das Gatter angeschlossen. 1578 wurden von BESSON einige mehrblättrige Gattersägen angegeben. Im Prinzip sind diese den heutigen ähnlich: Vertikalstehende Rahmen mit mehreren Blättern, Vorschub durch Walzen, Bewegung durch Kurbelwellen, aber auch durch schwingende Pendel. Die Arbeitsprobleme waren noch nicht befriedigend gelöst, daher mehren sich in der Folgezeit konstruktive Ideen. (1580 STRADA, 1588 RAMELLI, 1600 VERNAZIO). 1592 wird von dem Holländer KORNELISZ VAN UITGEEST der Windradantrieb für Sägemühlen geschaffen, zur gleichen Zeit aus wirtschaftlichen Überlegungen von J. J. BECHER der Antrieb durch Göpel angegeben, um so die Sägewerke von den Flüssen direkt in die Wälder zu verlagern. 1589 wurde von G. DE LA PORTA die Säge für Metalle herangezogen, 1618 das erste Patent für eine Kaltsäge in England erteilt. Die Gattersäge, die den Sägevorgang einer Handbügelsäge im großen mechanisch nachahmt, wurde verhältnismäßig früh entwickelt, ihre konstruktive Grundidee ist bis heute geblieben und mit der Steigerung der technischen Hilfsmittel bis zu den heute üblichen Hochleistungsgattersägen weiterentwickelt worden.

Anders verhält es sich mit der *Kreissäge*, der eine gänzlich andere Konzeption zugrunde liegt. Die erste Kreissäge wurde um 1550 von dem Nürnberger LOBSINGER als zahnlose Steinkreissäge angegeben. Die weitere Entwicklung ist nicht ganz geklärt. Wenn schon im 18. Jahrhundert im Uralgebirge Kreissägen in Gebrauch gewesen sein oder auch der Deutsche GERVINUS die Kreissäge erfunden haben soll, so ist mit Sicherheit nur nachzuweisen, daß am 23. April 1793 das britische Patent Nr. 1591 für eine Kreissäge mit Dampfantrieb für Holz und Metall mit beweglicher Auflage für das Werkstück SAMUEL BENTHAMS erteilt wurde. Von nun an geht die Entwicklung schnell weiter. 1799 wurde eine ähnliche Erfindung in Paris patentiert, 1801 die Kronsäge, eine Vorläuferin der heutigen Zylindersägen, zum Aussägen bogenförmiger Ausschnitte geschaffen. 1807 erfand NEWBERY die Bandsäge, 1808 wurden die Fournierholzsäge, 1849 die schnellaufende Reibsäge für Metall und 1857 bis 1861 die ersten transportablen Sägen konstruiert. 1861 kam die Bandsäge für Metall heraus, um 1900 wurden die Handholzsägemaschinen entwickelt.

Die Industrialisierung und die Erfindung geeigneter Explosions- und Elektromotoren haben die Konstruktions- und Verwendungsmöglichkeiten der Sägen so sehr vervielfacht, daß sie in den ersten Jahrzehnten des 20. Jahrhunderts in Industrie, Handwerk und Landwirtschaft für alle nur denkbaren Werkstoffe, von den größten Maschinen bis zur kleinsten Elektrosäge für Feinmechaniker und Bastler eingesetzt wurden.

Unfälle und Unfallverletzungen an Sägemaschinen hat es sicher immer gegeben. Aber an keiner der älteren Konstruktionen ist eine Unfallschutzeinrichtung festzustellen. Erst Ende des 19. Jahrhunderts wendete sich mit steigendem Gebrauch und nach konstruktiver Lösung der technischen Probleme das Interesse von den Maschinen den an ihnen arbeitenden Menschen zu.

IV. Sägemaschinentypen.

Zum besseren Verständnis eines Sägeunfalles muß die Konstruktion und Arbeitsweise der einzelnen Maschinen näher erläutert werden. Zum Schneiden werden, abgesehen von Reibsägen für harte Materialien, Zähne verwendet, die an ganz bestimmt geformten Sägeblättern angebracht sind. Das Sägeblatt kann streifenförmig und fest wie beim Fuchsschwanz oder eingespannt wie bei der Bügel-, Gatter- oder Dekupiersäge sein. Ist das streifenförmige Blatt an seinen Enden verbunden bzw. über 2 Rollen gespannt, wird sie *Bandsäge* genannt. Verwendet man an Stelle eines streifenförmigen Blattes mehrere Glieder, spricht man von einer *Gliederkettensäge*. Diese Gliederketten finden sich bei der Kreissäge am Rande einer runden Scheibe, bei Zylinder- oder Kronensägen an Trommel- oder Kugelschalen. Die hauptsächlichsten Zahnformen (Abb. 1)

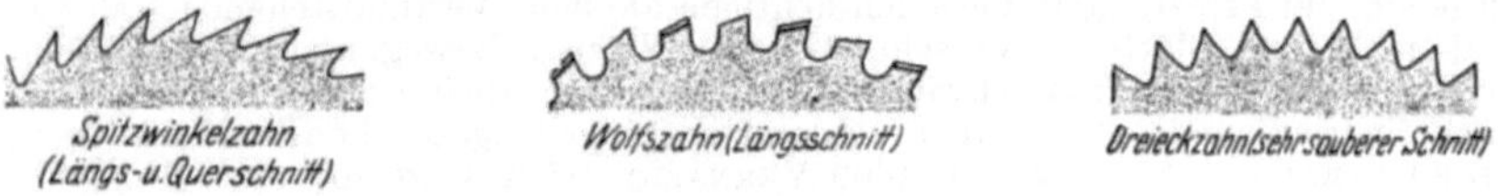

Abb. 1. Zahnformen bei Sägeblättern.

sind 1. der *Spitzwinkelzahn für Längs- und Querschnitt.* 2. der *Wolfszahn für Längsschnitt,* 3. der *Dreieckzahn für feinen und sauberen Schnitt,* 4. *M-förmige, in beiden Richtungen schneidende Zähne.* — Die Zähne werden bei Kreissägen oft in Gruppen zusammengefaßt und durch eine Spanförderlücke getrennt. Um einen besseren Angriffspunkt zu haben, sind sie gegeneinander verschränkt. Für grobes Material werden entsprechend grobe Zähne benutzt, kleine vorwiegend bei härteren Materialien verwendet. Die Größe des Sägeblattes hängt von der Größe des Werkstückes ab, die Vorschubgeschwindigkeit von seiner Härte. 4 Maschinentypen sind nach Konstruktion und Funktion zu unterscheiden: 1. *Kreissäge,* 2. *Bandsäge,* 3. *Gattersäge,* 4. *Zylindersäge.* Diese Bezeichnungen leiten sich jeweils von der Form des Sägeblattes ab. Bei der *Kreissäge* wird ein rundes, auf einer rotierenden Welle befestigtes Blatt benutzt, ihr verwandt ist die Fräse. Bei den *Bandsägen* wird ein endloses Blatt über 2 Umlenkrollen geleitet, mit ihnen sind die Kettensägen verwandt. Bei den *Gattersägen* wird ein in einen Rahmen gespanntes Sägeblatt gegenläufig bewegt. *Zylindersägen* dienen zum Herstellen gebogener Schnitte, z. B. für Fässer.

Alle anderen Sägen lassen sich irgendwie diesen Typen zuordnen. Das *Blatt* kann einfach oder mehrfach eingebaut, der Verlauf der Schnittrichtung senkrecht, waagerecht oder auch nach Wunsch einstellbar sein. Die Maschine ist entweder fest oder transportier- bzw. tragbar. Meist wird das Werkstück dem Sägeblatt entgegenbewegt, nur bei den Pendelsägen wird das Sägeblatt an das Werkstück herangeführt. Die Größe der Gesamtmaschinen entspricht dem zu verarbeitenden Material.

Der *Antrieb* erfolgt in den Sägemühlen durch Wasser- bzw. Dampfkraft, die aus Abfallholz gewonnen wird. In gewerblichen Betrieben hat der elektrische Antrieb fast alle anderen Antriebsarten verdrängt. In der Faustarbeit und bei Handsägemaschinen verwendet man weitgehend Explosionsmotoren.

Innerhalb der Holzsägemaschinentypen ist die *Kreissäge* in ihrer einfachsten Form die weitaus verbreitetste Maschine. Mit großem Abstand folgen Band- und Gattersäge. Zum besseren Verständnis seien einige besonders wichtige Maschinentypen genauer beschrieben:

A. Holzsägen mit gegenläufig bewegtem Blatt.

1. *Steifes Blatt.* Fuchsschwänze, meist trag- oder fahrbar, zum Quersägen von Baumstämmen. Das Blatt wird durch ein Kurbelgetriebe mittels Lenkerstangen in einer Führung bewegt. Zum Fällen von Bäumen werden kippbar eingerichtete Fuchsschwänze gebraucht.

2. *Mit gespanntem Blatt.*

a) *Gattersäge.* In einem vertikal oder horizontal bewegten Rahmen sind 1—20 Blätter eingespannt, Steuerung bei Vertikalgattern von der Wandseite durch Kurbelwelle, Schwungscheibe und Lenkerstange. Bedienung durch Gatterführer und einen Hilfsarbeiter, Vorschub durch geriffelte Walzen und auf Schienen laufende Wagen. Schnittgeschwindigkeit 2—6 m/sec. Hub der Kurbelwelle 600 mm, Antriebskraft 50—70 ps, Vorschub bis zu 3 m/min je nach Holzart und Güte der Sägeblätter. Gatter dienen zum Aufschneiden von Hart- und Weichholzstellen in Bohlen oder Brettern. Horizontalgatter werden für genauere Sägearbeiten bei wertvollen Hölzern meist mit nur einem Sägeblatt verwendet. Schnittgeschwindigkeit 5,5—7,0 m/sec.

b) *Laub- oder Dekupiersägen* dienen für feine Schweifarbeit und zum Ausschneiden von Kurven. Das Einhängen des 250—350 mm langen, 2—5 mm breiten Sägeblattes geschieht durch ein gebohrtes Loch im Werkstück. Hub 110 mm, Blatt durch Bügel oder Feder gespannt.

B. Holzsägen mit rotierendem Blatt.

Bandsägen mit endlosem, über zwei Rollen gespanntem Sägeblatt, meist vertikale, aber auch horizontale oder schräge Anordnung. Schnittgeschwindigkeit 20—30 m/sec, Rollendurchmesser 300—1200 mm. Diese sind als Tisch- und Blockbandsägen zum Zerschneiden von Laub- und Nadelhölzern gebaut. Rollen: 1200 × 120 bis 2000 × 250 mm. Schnittgeschwindigkeit 30—40 m/sec, auch zu mehreren nebeneinander im Gebrauch, Vorschub mittels Wagen oder Kette.

C. Holzkreissägen.

Allgemeines: Kreissägen dienen zum Längs- und Querschneiden, Nuten, Falzen, Schlitzen, Zapfen usw. Sie sind somit die weitaus gebräuchlichsten Sägemaschinen. Ihre Verwendung ist nicht nur auf die holzverarbeitende Industrie beschränkt, sondern man findet sie in fast allen Betrieben und Gewerben und sogar in Kleinstausführungen für den Bastler. Die gebräuchlichste Konstruktion ist eine einfache Tischkreissäge ohne besondere Einrichtung für den Vorschub und auch meistens ohne ausreichende Unfallschutzvorrichtungen.

Durchmesser des Blattes bis 3250 mm (immer ungefähr das Dreifache des zu sägenden Holzes), Umfangsgeschwindigkeit 50—65 m/sec, Vorschubgeschwindigkeit bei Längs- und Querschnitt, Hart- und Weichholz verschieden.

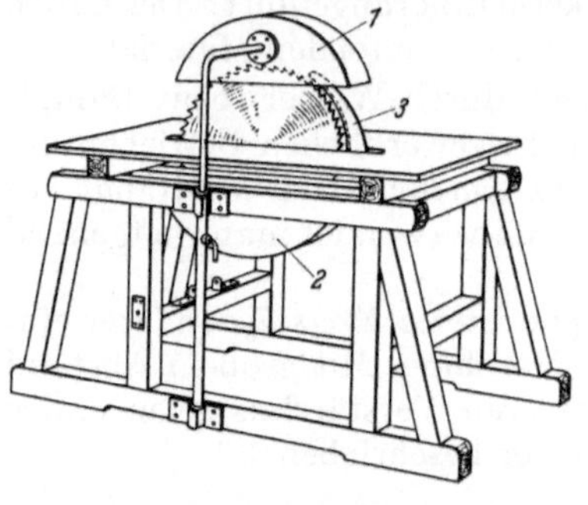

Abb. 2a. 1. Oberer Sägeblattschutz (verstellbar). 2. Unterer Sägeblattschutz. 3. Verstellbarer Spaltkeil. (1 cm Abstand vom Sägeblatt.)

Bauarten:

1. *Tischkreissäge* zum Längs- und Querschnitt. Zur Leistungssteigerung kann der Tisch auf Rollen beweglich und mit einer einstellbaren Schnitthöhe für das Blatt konstruiert, sowie das Blatt selbst seitlich neigbar sein.

2. *Automatische Trennkreissägen* werden zum Aufspalten oder Auftrennen von Bohlen gebraucht. Vorschub 10—45 m/min, Blattdurchmesser 500—950 mm, Blatt bisweilen konisch. Starker Spaltkeil, wodurch das Brennen des Sägeblattes bei sachgemäßer Behandlung vermieden wird.

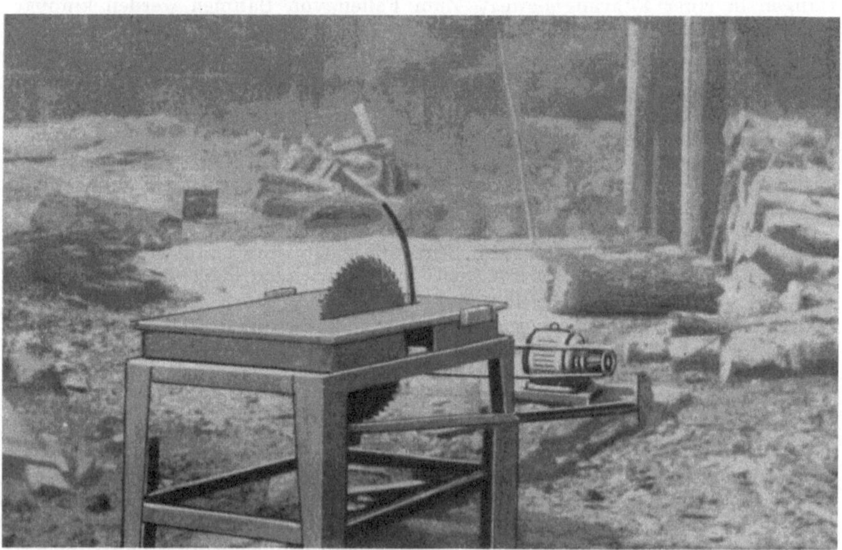

Abb. 2b. Wie sie nicht sein sollten: Tischkreissäge ohne Blattabdeckung!
Spaltkeil unvorschriftsmäßig und falsch eingestellt!

3. *Besäumkreissägen* dienen zum Besäumen und Aufschneiden von Brettern und Bohlen mit einem Vorschub bis zu 5—45 m/min. Der unterbrochene Vorschub erfolgt durch eine breite, schwere, endlose Transportkette mit einer mittleren Nute, in die das Sägeblatt eingreift. Auch mit Handvorschub sowie mit festem und rollendem Schiebetisch in Gebrauch!

4. *Format- und Zuschneidekreissägen* schneiden Sperrholzplatten von 600 bis 1600 mm Breite und bis zu 4600 mm Länge auf Format zu.

5. *Lattenkreissägen* besäumen Bretter und Bohlen bzw. zerschneiden Bretter in Latten unter gleichzeitiger Verwendung von 2—10 Blättern. Vorschub mit der Hand oder durch Kettenwalze, meist aber bei neueren Maschinen durch Walzen oder Blattbänder. Geschwindigkeit bis zu 45 m/min, Blattdurchmesser 300—420 mm.

6. *Pendelsägen.* Das Sägeblatt befindet sich an einem im oberen oder unteren Drehpunkt schwenkbaren Rahmen, der mit Handgriff gegen das Holz geführt wird. Pendelsägen schneiden Bretter, Bohlen und Balken quer. Als Zuführung wird ein langer Auflagetisch mit Maßeinteilung benutzt.

7. *Kappsägen* dienen zum Abschneiden von dünnen Rundholzstangen. Durchmesser des Sägeblattes 800—1200 mm, meist fahrbar. Das Blatt wird beim Schneiden an einem Hebelarm senkrecht abwärts geführt.

8. *Horizontalkreissägen* zerschneiden dünne Brettchen bis 800 mm Länge und 200 mm Breite aus Rund- und Kantholz für Kisten- und Faßfabriken. Das etwa 1200 mm große, einseitig konische Sägeblatt ist am äußeren Umfang 2 mm dick und fein gezahnt. Die Welle ist senkrecht gelagert, so daß das Sägeblatt einen waagerechten Schnitt erzeugt. Die Zuführung des Holzes erfolgt durch einen Schlittenwagen mit Einspannvorrichtung durch die Hand.

9. *Fahrbare Brennholzsägen.* Zur Herstellung von Brennholz sind Maschinen im Gebrauch, die auf einem Fahrgestell (oft alte Autochassis) behelfsmäßig montiert sind. Der Antrieb erfolgt durch Benzin- oder Dieselmotoren.

10. *Handholzsägemaschinen* (kraftbetriebene Handsägemaschinen), kleine tragbare Hand-, Kreis- oder Kettensägen, die den Vorzug haben, leicht von 1 oder 2 Mann bedient werden zu können. Antrieb durch eingebauten Elektromotor, Gewicht bis zu 30 kg.

V. Der Unfall an Sägemaschinen.

Wie aus der Tabelle 1 ersichtlich, ist der absolute und relative Anteil der Metallsägemaschinenunfälle sehr gering, aber konstant. Zum Unterschied von den Holzmaschinenunfällen fällt auf, daß der verletzende Maschinenteil weit weniger das Sägeblatt ist. Während bei den Holzmaschinen über 90% der Unfälle durch das Sägeblatt verursacht werden, ist hier der Anteil der Verletzungen durch das Arbeitsstück besonders groß. Sie entstehen beim Ein- und Ausspannen des oft schweren und mit scharfen Kanten und Graten versehenen Werkstückes. Die Warmsägenunfälle spielen offensichtlich keine Rolle. Hinzuweisen wäre noch darauf, daß in der Eisenverarbeitung in mechanischen Werkstätten kleine Sägemaschinen in Gebrauch sind. Diese stellen eine große Unfallgefahr dar, weil bei ihnen das Werkstück von Hand zugeführt wird. Besonders die zunehmende und dem Holz ähnelnde Verarbeitung von Leichtmetallen führt zu Unfällen.

1. Unfallverhütungsvorschriften.

Nach Einführung der Allgemeinen Gewerbeordnung und einer einheitlichen Gewerbeaufsicht im Jahre 1871 wurden auch die besonderen Unfallgefahren der Sägemaschinen stärker berücksichtigt. Schon damals fand der Holzrückschlag an Kreissägen in den ersten Mitteilungen der Fabrikinspektoren ihren Niederschlag. Ein Spaltkeil und eine besondere Abdeckung des oberen Sägeblattanteiles wurden eingeführt.

Die rechtliche Grundlage für den Arbeitsschutz enthält der § 120 a, d und e der Gewerbeordnung (Arbeiterschutzgesetz vom 1. 6. 1891).

Tabelle 1. *Unfälle an Metallsägemaschinen. Nordwestliche Eisen- und Stahl-Berufsgenossenschaft 1947—1949.*

		1947 % von allen			1948 % von allen			1949 % von allen		Durchschnitt aus drei Jahren von allen	
		Unfällen	Ver- sicherten		Unfällen	Ver- sicherten		Unfällen	Ver- sicherten	Unfällen	Ver- sicherten
Gesamtzahl der Versicherten ...	233285			266338			268265				
Gesamtzahl der gemeldet. Unfälle (einschließl. der Berufskrankheitsanzahl)..	23080		10	29851		11	33350		12,5		11,2
Gesamtzahl der Arbeitsmaschinenunfälle...........	3613	16	1,6	4708	15,7	1,76	5238	15,7	1,95	15,8	1,77
Gesamtzahl der Metallsägemaschinenunfälle........	74	0,034	0,0034	74	0,025	0,0028	93	0,028	0,0034	0,029	0,0032
Davon an Kaltsägen	13			35			16				
Verletzender Maschinenteil:											
Sägeblatt	46			25			38				
Arbeitsstück	13			11			30				
Riemen und Riemenscheiben .	2			—			6				
an Warmsägen	—			—			1				
Verletzender Maschinenteil:											
Sägeblatt	—			2			1				
Arbeitsstück	—			1			1				
Von allen Arbeitsmaschinenunfällen waren an **Sägen** entstanden (in %)	2,05			1,54			1,8				

Danach sind Gewerbeunternehmer verpflichtet, Betriebsräume und Maschinen so einzurichten, daß die Arbeiter gegen Gefahren so weit geschützt sind, wie die Natur des Betriebes es gestattet. Zuwiderhandlungen werden mit Strafe bedroht. Die für Sägemaschinen gültigen Bestimmungen sind ausführlich in den Unfallverhütungsvorschriften der Holz-Berufsgenossenschaften enthalten. Die Vorschriften anderer Berufsgenossenschaften lehnen sich weitgehend an diese an.

Die allgemein gültigen Gesichtspunkte sind etwa folgende: „Alle in Bewegung befindlichen Teile einer Maschine müssen so gelagert und geschützt sein, daß sie dem Arbeiter nicht zugänglich sind und daß bei Brüchen oder sonstigen Störungen niemand durch fortgeschleuderte Teile verletzt werden kann. Alle nicht zum Schnitt gebrauchten Teile des Blattes (auch unter dem Tisch) müssen verdeckt sein. Der zum Sägen gebrauchte Teil des Blattes soll möglichst nur zum Arbeitsgang freigegeben werden. Eine Schutzvorrichtung darf beim Arbeiten nicht hinderlich sein. Sie muß den Blick auf den Schnitt gewährleisten und sich leicht auf alle verschiedenen Arbeitsgänge einstellen lassen. Sägen dürfen nur von geeigneten Personen bedient werden, d. h. allen männlichen Arbeitskräften über 17 Jahre, die ihre Sachkenntnis, Übung und Zuverlässigkeit der Betriebsleitung nachgewiesen haben. Die durch die Maschinen erzwungene Handhaltung soll die Hände außerhalb des Gefahrenbereiches fixieren. Weitestgehende Mechanisierung der Zuführung und des Vorschubes soll erstrebt werden. Bei Längsschnitt an Kreissägen muß zuverlässige Sicherheit gegen Holzrückschlag gewährleistet sein. Dies geschieht durch richtige Anbringung und Einstellung des Spaltkeiles und Abdeckung des oberen Blatteiles. Für ausreichende Raum- und Lichtverhältnisse sowie Sauberkeit des Arbeitsplatzes muß gesorgt sein. Die Standfestigkeit des Arbeiters muß garantiert sein. Unerwartete von außen kommende Ereignisse, die zu einer Ablenkung oder zu Schreck führen könnten, sind zu vermeiden".

2. Der Sägeunfall und seine Ursachen.

Zur Untersuchung der Unfallursachen sind zwei Wege möglich: 1. *Die Analyse jeden einzelnen Unfalles*, 2. *die statistische Bearbeitung aller Unfälle*.

Um die verwirrende Fülle der einzelnen Fälle zu ordnen, wäre an sich die Bildung von Ursachengruppen notwendig und zweckmäßig. Die Einordnungsmöglichkeiten scheitern jedoch häufig bzw. sind ausgesprochen gezwungen, da in der Mehrzahl der Fälle verschiedene Entstehungsursachen — und -bedingungen zusammenkommen oder sich überschneiden. Eine wesentliche Einsicht kann also aus dieser Methodik nicht gewonnen werden. Fast alle Unfälle entstehen jedoch — das kann als allgemeine Feststellung notiert werden! — durch Fehler, die entweder in der Maschine oder bei den daran arbeitenden Menschen zu suchen sind.

A. Mängel der Maschinen. Zunächst soll eine Reihe von Unfällen näher geschildert werden, an denen die Schwierigkeit ihrer Analyse eindrucksvoll aufgezeigt werden kann. Von vornherein darf betont werden: Fast alle geschilderten Unfälle wären vermeidbar gewesen! Einige Beispiele, bei denen Mängel der Maschine Anlaß des Unfalles waren:

a) Tödlich verunglückte ein Gatterschneider beim Einschneiden eines stark verwachsenen und knorrigen Stempels von 2 m Länge und 25 cm Durchmesser. Die untere Angel eines Blattes riß und verfing sich im Stamm. Ein bereits eingeschnittenes Stück brach heraus und traf den Kopf des Arbeiters, der sich anscheinend gerade über den Stamm beugte.

b) Von einem Sägewerk wurde eine Tischkreissäge mit Gußgestell, eisernem Tisch und der üblich angeordneten Kreissägenwelle einer größeren Maschinenbauanstalt zur Reparatur gegeben. Durch Einbau einer Kreissägenwelle mit einem dem ursprünglichen Drehsinn der Befestigungsmutter entgegenlaufenden Gewinde war der Unternehmer gezwungen, der Kreissägenwelle durch Umpolen zweier Phasen des Wechselstromes eine der ursprünglichen entgegengesetzte Drehrichtung zu geben. Dies hatte zur Folge, daß 1. die Handhabung der Maschine nicht mehr der eines Rechtshänders, sondern eines Linkshänders entsprach, 2. der Spaltkeil nicht mehr angebracht wurde, da der zugehörige Träger auf der Einlaufseite der Säge lag. Durch Fehlen des Spaltkeiles trat nach kurzer Zeit ein Rückschlag ein, der zu einer Dünndarmzerreißung führte.

e) Ein Sägewerksbesitzer schnitt auf einer einfachen Besäumkreissäge mit Schiebeschlitten, die mit Spaltkeil und Schutzhaube versehen war, 50 mm dicke Dachlatten. Zu starke Vibration der Maschine und ein zu breiter Sägespalt führten kurz vor Beendigung des Schnittes zu einem Kippen des Werkstückes. Die rechte Hand geriet in das Sägeblatt, die beiden vorderen Glieder aller Finger der rechten Hand wurden mit Ausnahme des Daumens abgeschnitten. Bei der Untersuchung des Unfalles wurde festgestellt, daß die Umfangsgeschwindigkeit des Sägeblattes weniger als 30 m/sek. betrug. Die geringe Schnittgeschwindigkeit in Verbindung mit der stärkeren Vorschubkraft müssen als Ursache für das Zustandekommen des Unfalles angesehen werden.

Die *Bedeutung der Überwachung und Instandhaltung* der Maschinen mögen folgende Unfälle illustrieren:

a) In einer Kistenfabrik war eine Mehrblattkreissäge in Verwendung, deren Sägeblätter oben nicht abgedeckt waren. Durch den technischen Aufsichtsbeamten wurde bei einer Betriebsbesichtigung dem Unternehmer in Gegenwart des Unfallvertrauensmannes die Auflage erteilt, die notwendige Schutzvorrichtung anzubringen. Der Maschinenarbeiter hielt diese Maßnahme nicht für notwendig, da ihn der Schutz bei der Arbeit hindere; er sei sich im übrigen der Gefahr bewußt und schließlich führe an der Maschine kein Verkehrsweg vorbei. Trotz dieser Einwände erhielt die Maschine eine obere Abdeckung der Sägeblätter durch ein 20 cm breites und 8 mm dickes Brett, das auf einem Flacheisenbügel befestigt war. Nach einiger Zeit wurde an dieser Maschine auf dem Wege, den der Maschinenarbeiter als nicht benutzbar bezeichnet hatte, ein beladener Wagen vorbeigefahren, wobei der Maschinenarbeiter schieben half. Plötzlich strauchelnd, wollte er sich an der Wagenladung festhalten, diese gab jedoch nach und drückte den Mann in seine eigene Mehrblattsäge hinein. Das Schutzbrett brach ab, der Arbeiter fiel auf die laufenden Kreissägeblätter und wurde so schwer verletzt, daß er nach kurzer Zeit starb.

b) Durch unzweckmäßige Gestaltung des Anschlages am Auslegetisch einer Abkürzungskreissäge entstand ein Unfall, der einem Unternehmer die linke Hand kostete. Als Anschlag für das Werkstück wurden bei der Säge Stöpsel verwendet, die jedoch bei dem Unfall in der Nachbarschaft der Säge fehlten. Das Werkstück wurde von der Säge nach hinten gebogen und die linke Hand, die das überstehende Randstück hielt, in das Sägeblatt gerissen (Abb. 3).

c) Ein 65jähriger Hilfsarbeiter erlitt auf folgende Weise beim Abkürzen von Holzabfällen mit der Pendelsäge einen tödlichen Unfall: Das Kreissägenblatt schnitt ihm mit einem 32 cm langen Schnitt quer über den Rücken Lunge und Rückgrat auf. Es handelte sich hier um eine ältere Parallelpendelsäge mit ausreichender Verkleidung in Ausgangs- und Arbeitsstellung. Zwei an den Pendelarmseiten befestigte Eisenketten dienten als Ausschlagsbegrenzung nach vorne. Eine Arretiereinrichtung (Sperrklinke) zum sicheren Festhalten der Säge in Ruhestellung war nicht vorhanden. Weiterhin waren die beiden das selbsttätige Zurückschwingen des Pendelarmes in Ruhelage bewirkenden Spiralfedern beim Unfall so sehr erlahmt, daß die Säge bei kräftigem Zurückstoßen sofort wieder über die Tischkante vorschwang. Die Betriebsleitung, die einige Tage vorher von diesem Mangel Kenntnis bekommen hatte, konnte nach Anforderung der Ersatzfedern diese nicht sofort bekommen, da Ersatzteile für den veralteten

Maschinentyp nicht mehr auf Lager waren. — Es ist anzunehmen, daß der Verletzte nach Ausführung des dem Unfall vorausgegangenen Sägeschnittes die Pendelsäge ruckartig in ihre Ausgangsstellung zurückwarf und sich zugleich bückte, um weitere Holzabschnitte vom Fußboden aufzunehmen. Dabei muß dann der Pendelarm mit beträchtlicher Wucht vorgeschnellt sein und die Kettenarretierung gesprengt haben, so daß der Bedauernswerte beim Aufrichten vom überstehenden Kreissägeblatt erfaßt werden konnte.

Für das Zustandekommen des Unfalles ist in erster Linie das Erlahmen der Rückführfedern verantwortlich zu machen, welche das nach den Unfallverhütungsvorschriften geforderte selbsttätige Zurückschwingen der Säge in Ausgangsstellung verhindern sollen. Dies gab den Anlaß zum zwangsweisen Zurückdrücken des Pendelarmes und ermöglichte bei ruckartigem Zurückwerfen sein wuchtiges Vorschnellen, ließ ihn jedoch bei angemessener Rückführung gerade noch in Ruhelage verharren. Weiterhin fehlte die eingangs erwähnte Sperrklinke zum Festhalten der Säge in Ausgangsstellung, bei deren Vorhandensein und Betätigung

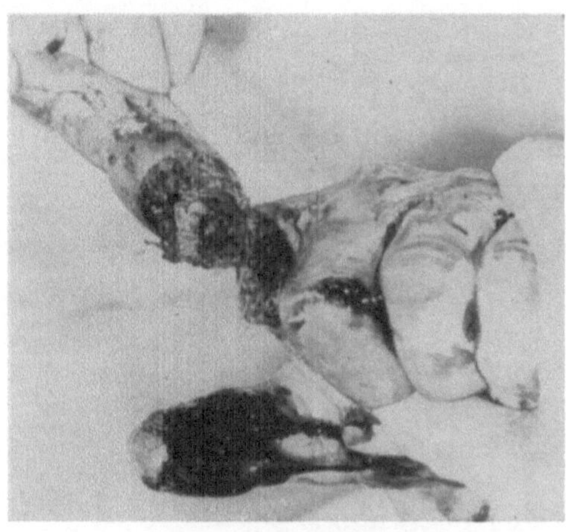

Abb. 3 a.

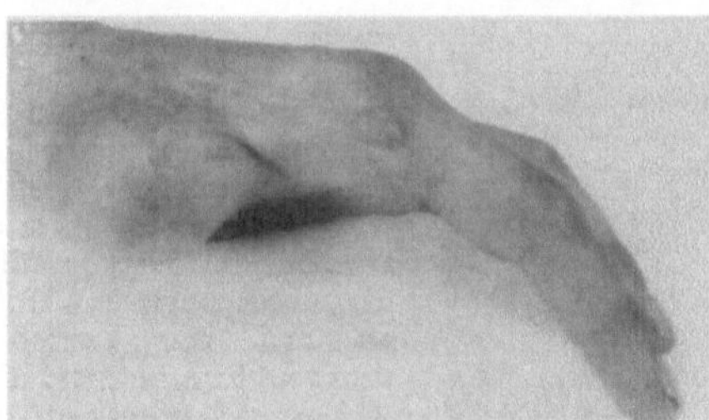

Abb. 3 b.

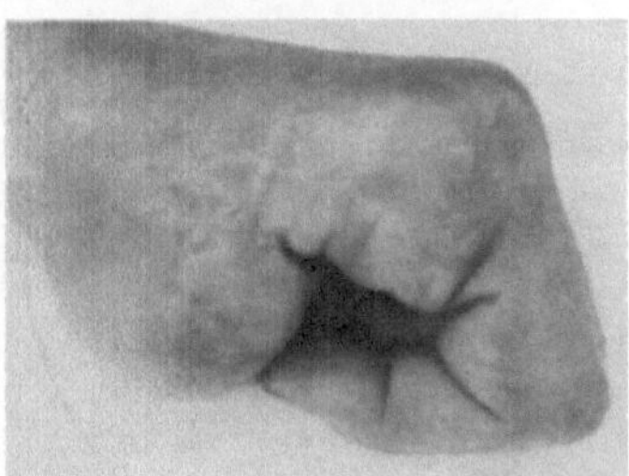

Abb. 3 c.

Abb. 3 a, b, c. Schwere Mehrfingerverletzungen der li. Hand.

das Vorschwingen des Pendelarmes verhindert, d. h. der Unfall verhütet worden wäre. Die Maschine wurde bis zur Beseitigung der Mängel der Benutzung entzogen.

d) Beim Abkanten eines 1,4 m langen Rundholzes auf einer Tischkreissäge blieb das abgetrennte Schwartenstück durch einen Ast an der hinteren Tischkante hängen und fiel auf den Zahnkranz des Sägeblattes, welches das Abfallstück gegen die Brust des Betriebsinhabers zurückwarf. Infolge innerer Verblutung trat sofort der Tod ein. Der viel zu kurze Spaltkeil und die fehlende Schutzhaube waren die Ursachen dieses Unfalles.

e) Ein 62jähriger Schreinermeister schnitt auf einer Kreissäge Schubkästenböden aus verleimten Brettern. Als sich eine Leimfuge löste, trat ein Holzrückschlag ein, der durch Zerreißung des Dünndarmes zum Tode führte. Die Kreissäge war vollständig ungeschützt, insbesondere fehlte der Spaltkeil. Bei der

Untersuchung des Unfalles wurde festgestellt, daß der von der Fabrik mitgelieferte Spaltkeil im Verhältnis zur Blattstärke viel zu dick war, um bei der Schneidearbeit Verwendung finden zu können (Abb. 4 a—c).

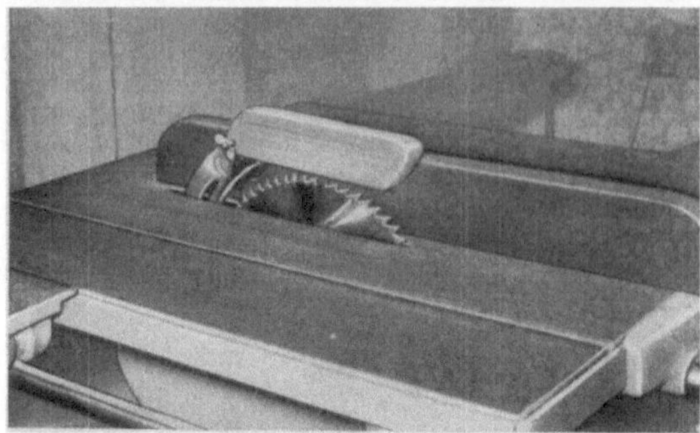

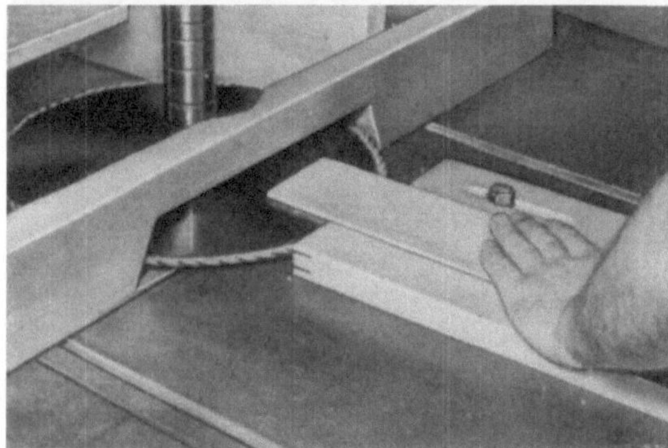

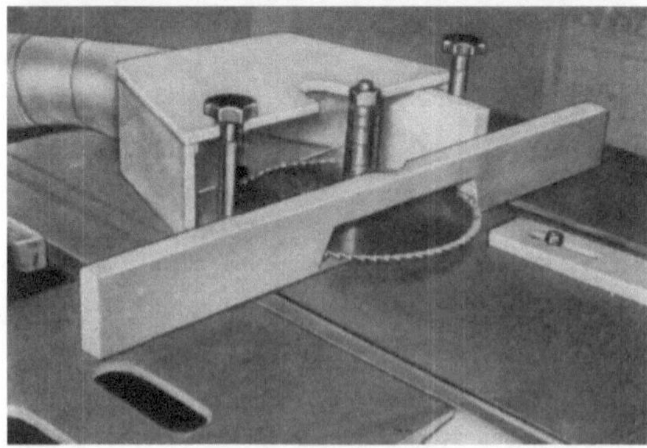

Abb. 4a—c. Vorschriftsmäßige Abkleidung und sachgerechte Arbeitsweise einer Sägemaschine in einem Tischlereibetrieb.

Unvorhergesehene und unerwartete Betriebsstörungen an oder im Bereich der Maschine führen leicht zu Unfällen. Hier wäre zunächst das immer wieder vorkommende Zerreißen von Bandsägenblättern zu nennen. Aber auch abspringende Umlenkrollen können in seltenen Fällen zu Verletzungen führen. Wie notwendig es ist, beim Auftreten einer Störung erst die Maschine abzustellen und dann die Störung zu beseitigen, wird durch nachfolgenden Unfall beleuchtet:

In einer Bürstenhölzerfabrik wurde mittels einer Vielblattkreissäge mit automatischem Vorschub ein meterlanges Buchenholz aufgeschnitten. Durch Unregelmäßigkeiten klemmte das Holz, so daß der Vorschub nicht mehr arbeitete. Ein Arbeiter beging nun die große Unvorsichtigkeit, bei laufender Maschine die Rückschlagsicherung unter gleichzeitiger Lüftung der Druckwalze außer Betrieb zu setzen. Dadurch wurde das Werkstück vom Sägeblatt zurückgeschlagen, traf den Arbeiter in den Unterleib und verursachte Verletzungen, an denen er nach 3 Tagen starb.

Wie schon aus obigem Beispiel ersichtlich, sind Unfallursachen, die in der Maschine und im Menschen wurzeln, nur schlecht voneinander zu trennen. Fehler der Maschine lassen sich weitestgehend, Fehler in der Arbeitsweise jedoch nie mit Sicherheit ausschalten. Oft ist grobe *Fahr-*

lässigkeit mit im Spiel. *Leichtsinn* und *Gedankenlosigkeit* gibt folgendes Unfallereignis wieder:

In einem kunstgewerblichen Betrieb kam ein kriegsversehrter Arbeiter bei sitzender Arbeitsweise mit dem rechten Knie von unten an das Sägeblatt einer kleinen Tischkreissäge, wodurch er sich eine 6 cm lange Verletzung zuzog. Nach dem Unfall wurde eine einwandfreie Blattverkleidung unter dem Tisch angebracht. Bemerkenswert war die Tatsache, daß man diesen Schutz nicht sofort an den übrigen 6 Kreissägen des Betriebes anbrachte, diese vielmehr in dem gleichen unfallgefährlichen Zustand weiter betrieb.

B. Unsachgemäße Arbeitsweise in Verbindung mit unzweckmäßigen Hilfsmitteln oder Maschinen müssen fast immer zu einem Unfall führen. Dafür folgendes Beispiel:

In einem Sägewerk ohne Mehrblattkreissäge stellte ein Gattersäger Dachlatten aus einem 4 m langen Fichtenblock auf einem Vollgatter her. Der erste Durchgang durch das Gatter zerlegte den Block in 8 Bohlen. Diese wurden nach Wegnahme der Schwarten um 90° gedreht und in den Spannwagen eingespannt. Um ein Herausreißen oder Hochschleudern der Bohlen beim Anschnitt zu verhüten, hatte der Gattersäger die 8 Bohlen mit einer Schraubzwinge zusammengehalten. Nach einem Schnitt von 20 cm Länge wurden die Bohlen aus dem Spannwagen herausgerissen und hochgeschleudert, die Schraubzwinge zerbrach. Der Gattersäger wurde von den Bohlen getroffen und starb an einer Lungenquetschung.

Fehlerhafte Arbeitsweise muß naturgemäß immer dann zu Unfällen führen, wenn Arbeiter, die *berufsfremd* sind, an einer Sägemaschine arbeiten:

In einer Karosseriefabrik begab sich ein Sattler während des Schichtwechsels unbeauftragt an eine Tischkreissäge, um eine Sperrholzplatte auf Maß zu schneiden. Nach erfolgtem Schnitt zog er das Werkstück zurück, das mit dem ungeschützten Sägeblatt in Berührung kam. Es wurde zurückgeschleudert; durchbohrte mit einer Ecke die Bauchdecken und verursachte eine schwere Darmzerreißung. Ein Spaltkeil war vorhanden und lag verwendungsbereit auf dem Antriebsmotor der Maschine. Als Sattler hatte der Verletzte keine Kenntnis der Wirkungsweise und Anbringungsart dieser Vorrichtung. Da er ohne Auftrag handelte, hat er sich die Schuld an dem Unfall selbst zuzuschreiben. Durch geeignete organisatorische Maßnahmen (Stromabschaltung) wurde nun dafür Sorge getragen, daß nach Schluß der Normalschicht alle gefährlichen Maschinen nicht mehr benutzt werden konnten.

Ebenso gefährlich ist *das Arbeiten unzureichend angelernter Leute.* Beispiel:

Ein 44jähriger Maschinenarbeiter sollte zum ersten Mal in der Anlernzeit Bretter hochkant auf der Kreissäge auftrennen. Er wurde lediglich angewiesen, ein Schiebeholz zu verwenden. Eine Unterlage, die der Länge des Werkstückes entsprach, wurde ihm nicht zur Verfügung gestellt. Während des Vorschubes kippte daher das über den Tisch hinausgeschobene Brett, die linke Hand geriet in das Sägeblatt.

Noch gefährlicher ist *das Handeln entgegen erhaltener Belehrung.* Beispiel:

a) Trotz Verbotes des Lehrmeisters arbeitete ein 16jähriger Lehrling in der Mittagspause für eigene Rechnung an der Fertigstellung eines kleinen Schrankes unter Zuhilfenahme einer Tischkreissäge. Beim Abhängen von Hartholzstücken, die er ohne Benutzung des Schiebeschlittens durchführte, klemmte das Abfallstück ein. Bei dem nunmehr einsetzenden Holzrückschlag griff der Lehrling in die ungeschützte Säge. Übertretung des Verbotes, daß Jugendliche unter

17 Jahren selbständig an Kreissägen arbeiten dürfen, sowie das Fehlen der Schutzvorrichtung führten zu diesem Unfall (Abb. 5).

b) Ein 16jähriger Sägelehrling wollte an einer Besäumsäge eine etwa 70 cm lange Dachlatte auftrennen. Während des Schneidevorganges klemmte das Holz und begann zu schlagen. Der Lehrling griff mit seiner linken Hand auf das Lattenende zwischen Sägeblatt und Spaltkeil und verlor bei dem kurz darauf folgenden Rückschlag des Holzes 4 Finger der linken Hand. Neben der Übertretung des oben zitierten Verbotes führten fehlerhafte Arbeitsweise, sowie falsche Form und Befestigung des Spaltkeiles (dieser stand 12 cm vom Sägeblatt entfernt, war zu schwach und nicht verstellbar) zu diesem Unfall.

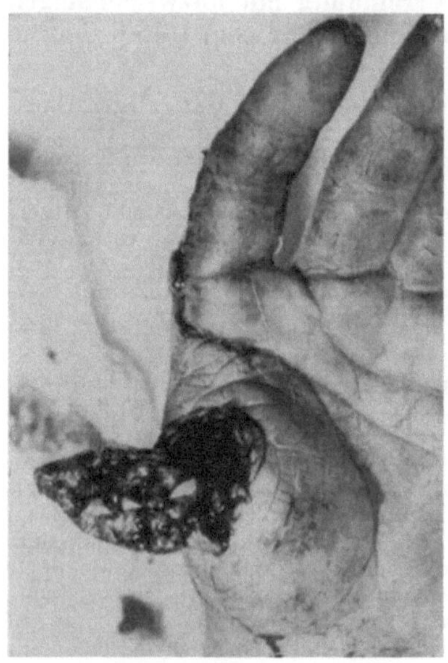

Abb. 5. Längsverletzung des li. Daumens durch Hantieren an laufender Maschine.

Falsche Arbeitsweise an unfallsicheren Maschinen sowie *Fahrlässigkeit, Gedankenlosigkeit und Leichtfertigkeit* sind häufige Unfallursachen. Es gibt wohl kaum eine Verhaltensweise, die nicht so töricht wäre, als daß sie nicht gemacht würde. Dafür einige typische Beispiele:

a) In einem Sägewerk wurde durch einen 40 Jahre alten Gattersäger der Einschnitt kurzer Stämme auf normalem Vollgatter älterer Bauart vorgenommen. Um ein Hochschlagen des Stammendes zu vermeiden, setzte sich der Säger nahe der Spannzange des Gatterwagens auf das hintere Stammende. Nach erfolgtem Einlegen des Stammes zwischen die vorderen Einzugwalzen des Gatters schlug das Stammende aus der Zangenbefestigung heraus nach oben und verletzte den Säger am linken Oberschenkel und rechten Wadenbein. Der Stamm war seines geringen Eigengewichtes wegen beim Anschneiden mit dem Kopfende über den Umfang der vorderen unteren Vorschubwalze hinweg von den Sägeblättern abgedrückt und am hinteren Ende hochgerissen worden. Durch Verwendung einer durchlaufenden Unterlagebohle wäre das Einreißen des Stammes vermieden worden.

b) Ein im Betrieb seit Jahren an einer Blockbandsäge tätiger Arbeiter hatte sich entgegen allen Gepflogenheiten nach dem Einschalten des Vorschubs in 60 cm Abstand von der Einschnittstelle auf den im Blockwagen eingespannten Stamm gelegt, um den Schnittverlauf des Vorschnittes zu überprüfen. Sein Blick war vom schneidenden Teil des Sägeblattes fort zum Stammende gewandt. In dem Augenblick, als er sich wieder hochrichten wollte, wurde er vom Sägeblatt erfaßt, *das ihm den Kopf vom Rumpf trennte.* Der getötete Facharbeiter hatte die hohe Vorschubgeschwindigkeit von 8 m/min. = 135 mm/s unterschätzt. Außerdem war die Verkleidung des absteigenden Blattlaufes zu hoch eingestellt.

c) Ein Dreher, der eine Eisenkreissäge bediente, hatte sich mit seinem Arm auf den Sägetisch gestützt und sich dabei mit seinem Arbeitskollegen unterhalten. Durch einen Windstoß wurde der Ärmel seines Rockes von den Sägezähnen erfaßt. Dieses wurde von dem Arbeiter rechtzeitig bemerkt. In der Annahme, daß seine Jacke unterhalb des Tisches sich aus der Säge lösen müßte, zog er den Arm nicht sofort zurück. Als er die Situation richtig erkannte, war es zu spät. Die Säge hatte so viel Stoff erfaßt, daß er seinen Arm nicht mehr frei bekommen konnte. Die Säge trennte ihm den linken Unterarm ab.

Leicht hätte dieser Unfall noch einen zweiten nach sich ziehen können. Um die durch Abwerfen des Treibriemens bereits abgestellte Maschine zum Stehen zu bringen, sprang ein anderer Arbeiter an den Treibriemen, der auf der Leerlaufscheibe lag, ließ sich von diesem emporziehen und hantelte sich herunter, um durch sein Körpergewicht die Maschine zu bremsen.

Auf die *Gefährlichkeit des Hantierens an laufenden Maschinen* kann mit folgenden eindrucksvollen Beispielen hingewiesen werden:

a) Der Maschinist eines Sägewerkes versuchte im Gatterkeller ein Transmissionslager während des Betriebes zu schmieren. Hierbei wurde seine feuchte und etwas zu weite Jacke von der runden, aber verrosteten Welle erfaßt. Erst nach Stunden fand man den Mann mit gebrochenen Füßen, eingedrücktem Rücken und herausgerissenem linkem Arm tot auf.

b) Ein Gattersäger wollte ein zwischen den Sägeblättern festgeklemmtes Brett während des Laufens der Maschine mit der Hand entfernen. Er erlitt erhebliche Verletzungen der linken Hand (Abb. 6 a und b).

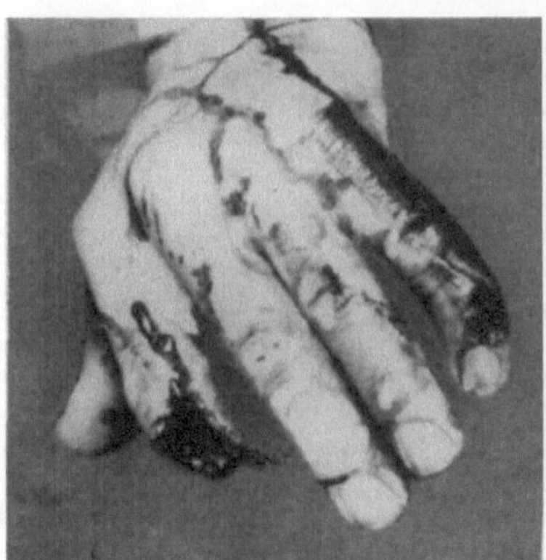 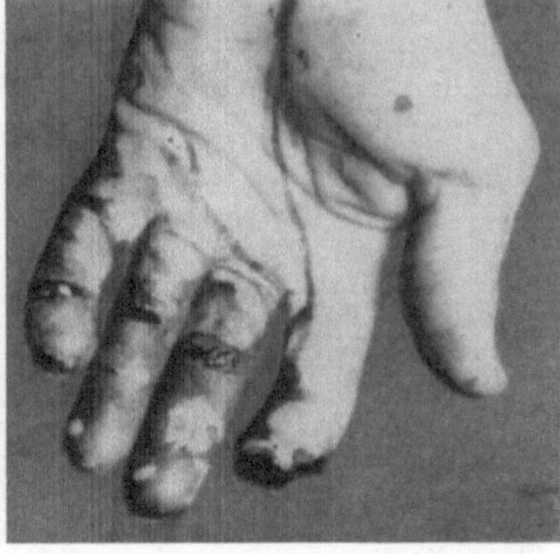

Abb. 6 a.   Abb. 6 b.

Abb. 6 a und b. Schwere Mehrfingerquerverletzungen der li. Hand durch unvorhergesehene Betriebsstörung.

c) Eine schwere Verletzung der rechten Hand zog sich eine 19jährige Hilfsarbeiterin dadurch zu, daß sie in den Kasten der Späneabsaugvorrichtung einer kleinen laufenden Vielblattkreissäge griff, um eine Verstopfung zu beseitigen. Da die Maschine gut abgedeckt war, mußte sie einen kleinen Spalt unterhalb des Tisches benutzen. Leichtsinnige Handlungsweise sowie die Übertretung des Verbotes, weibliche Personen an Sägemaschinen zu beschäftigen, waren Ursache des Unfalles.

d) Ähnlich ging es einem Schlosser, der auf einer fahrbaren Brennholzkreissäge damit beschäftigt war, die abgesägten Stücke der Rundlinge aufzulesen und abzutragen. Als der Motor bereits abgeschaltet und die Säge im Auslaufen war, versuchte er das auf einem Längsbalken unter dem Sägeblatt lagernde Sägemehl abzuwischen und geriet in das Sägeblatt, das ihm die linke Hand vollkommen abtrennte. Eine Abdeckung des Sägeblattes unter dem Tisch hätte diesen Unfall verhütet.

e) Die Unsitte, im Auslaufen begriffene Maschinen abzubremsen, kostete einem Hilfsarbeiter das Leben. Beim Versuch mittels eines 10 cm breiten und 2,20 m langen Antriebriemens die auslaufende Kreissäge abzubremsen, wurde er vom Riemen erfaßt und mit dem Kopf gegen eine Eisenschiene geschleudert. Tödlicher Schädelbruch.

f) Beim Versuch, ein laufendes Sägeblatt durch seitliches Andrücken eines Holzstückes abzubremsen, verlor ein Säger 4 Finger.

g) Ein Hilfsarbeiter wollte den Riemen einer Brennholzkreissäge bei voller Drehzahl der Haupttransmission auf die Riemenscheibe legen. Verschiedene Versuche mißlangen und hierdurch vielleicht nervös und besonders unvorsichtig gemacht, wurde er vom Riemenverbinder am Jackenärmel erfaßt. Dieser riß ihn auf die Transmission, die ihn mehrere Male herumschleuderte. Der Verlust des rechten Armes und schwere Körperquetschungen waren die Folge.

h) Der Betriebsschlosser einer Polstermöbelfabrik wollte einen Holzspan, der sich während der Arbeit zwischen Sägeblatt und Tisch einer Kreissäge festgeklemmt und so die elektrische Kleinkreissäge zum Stillstand gebracht hatte, entfernen. Während dieses Versuches fing die nicht abgestellte Maschine wieder an zu laufen, das Sägeblatt erfaßte die rechte Hand und verletzte sie schwer.

C. Nichtgebrauch vorhandener Schutzvorrichtungen. Der folgenschwerste Fehler in der Arbeitsweise ist neben Außerachtlassung der Bedienungsvorschriften der Nichtgebrauch vorhandener Schutzeinrichtungen.

Immer wieder ereignen sich schwere Unfälle durch die fehlende Verkleidung des Kreissägeblattes unter dem Tisch der Maschine. Die Folgen dieser Unterlassung bzw. Bequemlichkeit zeigen folgende Unfälle:

a) Beim Wegnehmen eines Abfallstückes unter dem Kreissägetisch geriet ein Schreinereibesitzer in das laufende Kreissägeblatt und verlor sämtliche Finger der rechten Hand.

b) Eine gefährliche Kopfverletzung zog sich ein Hilfsarbeiter dadurch zu, daß er unter den Kreissägetisch kroch, um Späne zu entfernen. Beim Hochgehen kam er mit dem Kopf an das laufende Kreissägeblatt und erlitt erhebliche Verletzungen der Schädeldecke.

c) An einer Blockbandsäge verunglückte ein Hilfsmann tödlich durch Sturz in den schneidenden Teil der Bandsäge. Während des Aufladens einer abgetrennten schweren Schwartenbohle auf einen Transportwagen ging er um die Säge herum nach dem Führerstand, um vor dem laufenden ungeschützten Sägeblatt die Schwarte anzufassen. Er geriet in das laufende Sägeblatt, das ihm den Schädel bis zur Nasenwurzel auftrennte. Dieser Unfall wurde durch das Fehlen der automatischen Verdeckung für den niedergehenden Blattlauf ermöglicht.

Bei den Kreissägen ist das *Fehlen des Spaltkeiles* als Hauptursache der häufig tödlichen Unfälle durch *Holzrückschlag* zu nennen. Beispiele:

a) Ein Schreinermeister streifte auf der Kreissäge Fachböden nach. Der Spaltkeil fehlte, das rückschlagende Holz traf den Meister in den Unterleib und rief eine Dünndarmzerreißung hervor. Durch eine sofortige Operation konnte der Mann gerettet werden.

b) Ein Maschinenarbeiter schnitt auf einer Kreissäge Türfüllungen von größeren Abmessungen zu. Er mußte mit der linken Hand die Füllung, die über den Tisch hinausragte, abstützen. Dabei rutschte er mit der linken Hand aus, die Füllung klemmte zwischen Sägeblatt und Anschlag ein und wurde gegen den Leib des Arbeiters zurückgeschleudert. Eine Dünndarmzerreißung mit tödlichem Ausgang war die Folge.

c) Ein Vater schnitt mit seinem Sohne Rundhölzer im Längsschnitt. Der Spaltkeil war nicht angebracht. Während des Schnittes zerbrach die eine Hälfte, das Bruchstück wurde vom Sägeblatt erfaßt und auf den Vater zurückgeschleudert. Schwere Darmzerreißung!

Das Vorhandensein von Rückschlagschutzeinrichtungen genügt jedoch allein nicht, immer wieder kommt es vor, daß durch *falsche Arbeitsweisen* die Schutzvorrichtungen wirkungslos werden (Abb. 7a und b).

a) Ein Sägewerksbesitzer besäumte Bretter. Ein Stocken des Vorschubes veranlaßte ihn, die vordere Vorschubwalze anzuheben. Im gleichen Augenblick wurde das Brett von der Säge zurückgeschleudert und setzte eine tödliche Brustverletzung. Dieser schwere Unfall war dadurch möglich, daß die Rückschlagsicherung der Maschine nicht ordnungsgemäß arbeitete. Die ganze Vorrichtung war zu hoch aufgehängt, so daß die Greifer der Schutzvorrichtung durchpendeln konnten.

b) In einem Sägewerk besäumte ein Arbeiter an einer automatischen Besäumkreissäge 4 m lange Bretter. Während in der Maschine ein Brett eingelegt war, verstellte der Säger ein Sägeblatt. Das Brett wurde zwischen die beiden Sägeblätter eingeklemmt und gegen den Unterleib zurückgeschleudert. Die Säge war wohl durch eine Rückschlagvorrichtung ausgerüstet, doch waren deren flachliegende Blechfallen am unteren Ende nicht genügend angeschärft. so daß das Holz unter den Greifern hindurch zurückgeworfen werden konnte. Eine ordnungsgemäße Rückschlagsicherung hätte den Unfall vermieden.

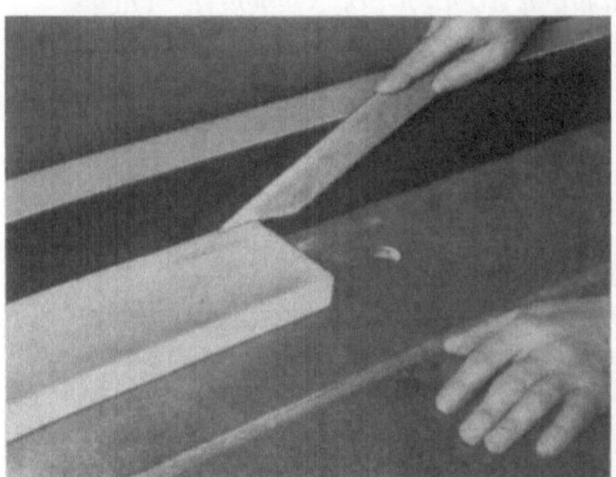
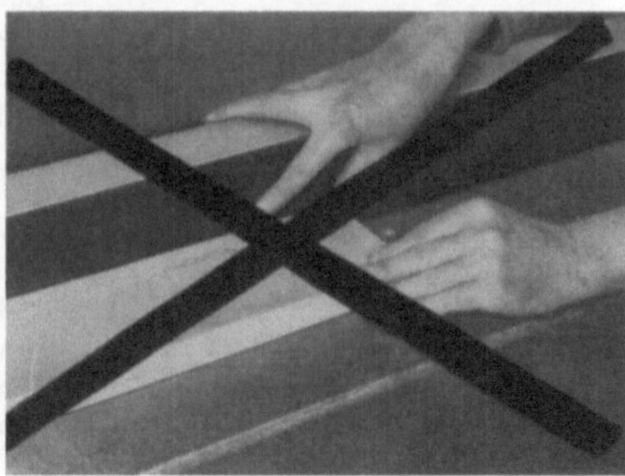

Abb. 7a.   Abb. 7b.

Abb. 7a und b. a Richtige Führung. b Falsche Führung eines Werkstückes bei laufender Maschine.

D. Verminderte seelische und körperliche Leistungsfähigkeit. Falsche Arbeitsweise ist meistens Folge einer *verminderten psychischen Leistungsfänigkeit*. Neben der seelischen muß natürlich auch *körperliche Eignung* gefordert werden. Folgende Unfälle zeigen, welchen Gefahren hier besonders den Arbeits- und Kriegsversehrten drohen:

a) Ein Beinamputierter (Prothesenträger) schnitt an einer Kreissäge Mittellagen. Das Werkstück klemmte zwischen Anschlag und Blatt, wurde zurückgeworfen und traf den Unterleib. Wenn die Wucht auch nicht so groß war, daß dadurch schon eine Verletzung entstand, so verlor er doch das Gleichgewicht und geriet haltsuchend mit der rechten Hand in das Sägeblatt, das ihm den kleinen Finger abschnitt. Das Fehlen des Spaltkeils einerseits und der unsichere Stand andererseits waren die Ursachen dieses Unfalles.

b) Ein Schreinermeister verlor durch Holzrückschlag ein Auge. Dadurch war ihm die Möglichkeit des Entfernungssehens genommen. Im weiteren Verlauf von 2 Jahren erlitt er an der linken Hand einen Bandsägen- und an der rechten Hand einen Kreissägenunfall.

Wie sich *die schlechte Ernährungslage nach dem Kriege* auf das Zustandekommen von Unfällen auswirkte, zeigen folgende Beispiele:

a) In einer Kistenfabrik erlitt ein 48jähriger, zuverlässiger Arbeiter an der Pendelsäge einen Schwächeanfall. Er versuchte sich an der Schutzhaube der

Maschine zu halten. Durch Fehlgriff geriet er mit der rechten Hand in das Sägeblatt. Der tägliche weite Anmarschweg ohne Ernährungszulagen hatten den
Mann soweit geschwächt, daß es zu diesem Unfall kam.

b) Ein 26jähriger aus der Kriegsgefangenschaft zurückgekehrter Schreiner
führte nach einem zehnstündigen Arbeitstag noch dringliche Arbeiten an einer
Kreissäge aus. Er erlitt einen Schwächeanfall und war nicht mehr imstande, das
Arbeitsstück rechtzeitig zurückzuziehen bzw. seine Hand aus dem Gefahren-
bereich zu bringen. Durch die Bewußtseinsstörung erlitt er eine schwere Verletzung der linken Hand.

Die mangelhafte Versorgung der Bevölkerung mit Brennstoff in der
Nachkriegszeit war der Anlaß, alles nur verfügbare Holz, besonders Baum-
stümpfe und Wurzeln zu Brennholz zu
verarbeiten. *Viele selbstgebaute, meist
auf Wagen fahrbar gemachte Kreis- und
Bandsägen dienten als Notbehelf.* Diese
Maschinen wurden an Ort und Stelle
zur Brennholzgewinnung eingesetzt.
Auf diese Weise gelangten Personen
und vor allem Kinder in den Bereich
der gefährlichen Maschinen, ohne die
drohende Gefahr auch nur im geringsten
zu ahnen.

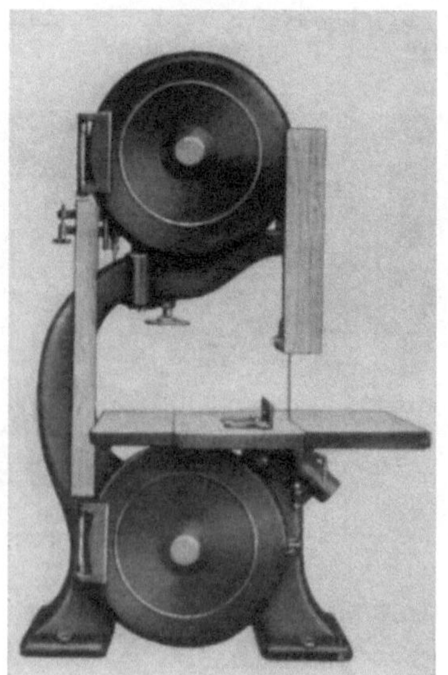

Abb. 8.
Tischbandsäge für den Tischlereibetrieb.

Besonders hilfsdienstleistende ältere
Frauen waren gefährdet, so verunglückte eine 76jährige Frau beim Ab-
nehmen des Holzes und verlor 3 Finger
der rechten Hand. Die Hetze, die be-
kanntlich beim Brennholzschneiden
üblich ist, verbunden mit dem Fehlen
der erforderlichen Schutzvorrichtungen,
der Mangel an Sachkenntnis sind in
vielen Fällen die Ursachen dieser Unfälle. Eine weitere Unfallursache kann
im *Arbeitsmaterial* liegen. Das Holz ist
durch seine Maserung in seiner Festigkeit ungleichmäßig. Risse und
Splitter entstehen. Die äußere, oft recht unregelmäßige Form der Äste
führt häufig durch Klemmen, Kanten oder Kippen zu Unfällen, da die
Hände gerade bei den unregelmäßigsten Stücken immer zum Vorschub
genommen werden:

Ein 20jähriger Wagnergeselle schnitt an einer Bandsäge Brennholz. Beim
Nachfassen drehte sich das Holz, die rechte Hand geriet in das Sägeband, das
ihm die vorderen Glieder von 4 Fingern abschnitt. Der Unfall wäre zu vermeiden gewesen, wenn zum Vorschub des Holzes ein Schiebeschlitten oder gegen
das Drehen des Holzes ein Beilagekeil verwendet worden wäre.

Nicht nur die direkt an den Maschinen arbeitenden Personen können
zu Schaden kommen, sondern auch *unbeteiligte* Personen, die sich nur
zufällig im Bereich der Maschinen aufhalten:

a) Eine Frau wollte einem Tischler einen Auftrag erteilen. Beim Vorbei-
gehen an einer Bandsäge glitt sie auf am Boden liegenden Holzstücken aus. Im
Fallen griff sie haltsuchend in das laufende Sägeblatt.

b) Eine Kontoristin, die sich in einem Sägewerk aufhielt, wurde von einer Kreissäge angefahren und zog sich durch das Sägeblatt Verletzungen beider Oberschenkel zu.

c) Ein 10jähriger Schüler verlor seine Hand dadurch, daß er dem Meister, der ihm ein Paar Holzsohlen zuschnitt, etwas zeigen wollte. Er deutete mit der rechten Hand nach dem Werkstück, wobei sein Pullover von den Zähnen erfaßt wurde. Die Hand geriet in das Blatt und wurde glatt abgetrennt. Dieser Unfall ist eine Warnung, Unbefugten stets den Aufenthalt in der Nähe von Maschinen unmöglich zu machen.

Welche *rechtlichen Folgen* sich ergeben können, zeigt ein weiterer Fall, bei dem einem elfeinhalbjährigen Jungen der linke Arm etwa 10 cm unterhalb des Ellenbogens abgesägt wurde. Als ein Holzklotz unter den Tisch fiel, wollte der Junge ihn unter der Säge hervorholen. Der Unfall trat ein, da das Sägeblatt einige Zentimeter aus der unteren Blattverkleidung hervortrat. Ein Land- und ein Oberlandesgericht verurteilten in übereinstimmender Rechtsauffassung den Besitzer der Säge zur Übernahme der Kosten für die Heilbehandlung, zu einem erheblichen Schmerzensgeld und zur Zahlung einer lebenslänglichen Rente, da durch seine Unachtsamkeit und Fahrlässigkeit der schwere Unfall des Jugendlichen eingetreten ist. Das Oberlandesgericht führt dazu aus: Wer gefährliche Maschinen in Betrieb nimmt, hat die Verpflichtung, diejenigen Vorkehrungen zu treffen, die notwendig sind, um die aus dem Betriebe der Maschine Dritten drohende Gefahr abzuwenden. Die Erfahrungen haben ergeben, daß es erforderlich ist, die zum Schneiden nicht benutzten Teile des Zahnkranzes einer Kreissäge auch unter dem Sägetisch zu verkleiden. Der Beklagte bestreite nicht, von dem ungeschützten und damit gefährlichen Zustand der Säge gewußt zu haben. Er hat somit die im Verkehr erforderliche Sorgfalt außer acht gelassen und fahrlässig gehandelt, da er die Mutter des Klägers und den Kläger in der Nähe dieser Säge arbeiten ließ und besonders dadurch, daß er ihre Tätigkeit duldete, ohne auf die Mängel der Säge hingewiesen zu haben.

Aber auch Strafen erweisen sich im Kampf gegen *Unvernunft* und *Gleichgültigkeit* als wirkungslos, wie folgender Fall zeigt:

Der Unternehmer einer kleinen Dorftischlerei stellte am frühen Morgen die Tischkreissäge zum Zuschneiden von Brettern ein. Beim ersten Schnitt wurde dem Unternehmer unwohl. Er stürzte vornüber auf den Kreissägetisch und mit dem Kopf in das *ungeschützte* Sägeblatt. Dieser tödliche Unfall war um so tragischer, als die Anbringung des erforderlichen Schutzes schon wiederholt durch den technischen Aufsichtsbeamten bei Betriebsbesichtigungen angeordnet und der Unternehmer auch selbst schon wegen Nichterledigung dieser Anordnung in eine empfindliche Ordnungsstrafe genommen war.

E. Selbstbeschädigung. Zuletzt muß noch die wohl seltenste Unfallart, *die Selbstbeschädigung*, erwähnt werden. Der Wunsch nach Rente, Freistellung vom Wehrdienst, Abwendung unangenehmer Verpflichtungen sind auch hier wie bei allen Selbstverstümmelungen als treibende Kraft anzusprechen.

a) Ein 28 Jahre alter mehrfach vorbestrafter Häftling glitt in der Strafhaft angeblich aus und geriet in die Bandsäge der Gefängnisschreinerei, wobei er sich die linke Hand oberhalb des Handgelenkes völlig abtrennte. Er erhielt daraufhin eine Unfallrente, obwohl schon erhebliche Bedenken bestanden, daß er sich vorsätzlich verletzt hätte. Nach seiner Entlassung aus der Strafanstalt gestand er einem Verwandten, daß er den Unfall selbst herbeigeführt hätte. Diese Aussage, die natürlich später widerrufen wurde, in Verbindung mit den angestellten Ermittlungen und den experimentellen Untersuchungen an der Säge führten in der Strafverhandlung zur Verurteilung wegen Betruges.

b) Ein Fabrikant schnitt sich mit der Kreissäge eine Hand ab. Als Motiv für sein Verhalten gab er die schlechte wirtschaftliche Lage an, die er durch den Bezug einer hohen Unfallrente ausgleichen wollte.

Leichtere Verletzungen aus ähnlichen Motiven mögen bisweilen übersehen werden. Über *Selbstmorde* an der Kreissäge machte vor kurzem JUNGMICHEL Mitteilung, auch in der Tagespresse wurde unlängst von gleichartigen Vorkommnissen berichtet.

3. Statistische Untersuchungen.

Durch die statistische Untersuchung aller Unfälle ist es möglich, Gruppen mit gleichen Merkmalen zusammenzustellen und deren Häufigkeit in Zahlen auszudrücken. Aus diesen Zahlen ergibt sich die Bedeutung eines Merkmals. Die Häufigkeit wird außer in absoluten, auch in relativen Zahlen angegeben. Letztere zeigen bei den einzelnen Berufsgenossenschaften unterschiedliche Werte, weil die Holzsägearbeit einen verschiedenen Anteil in der Gesamtarbeit bildet. Innerhalb einer Berufsgenossenschaft zeigen die relativen Zahlen in mehreren Jahren oder an verschiedenen Orten eine erstaunliche Konstanz (Tab. 6—12).

A. Häufigkeit. Neben der *Häufigkeit* muß auch die *Schwere* eines Unfalles berücksichtigt werden. Diese tritt im Anteil der tödlichen bzw. entschädigten Unfälle in Erscheinung. In der folgenden Tabelle sind daher die Zahlen der tödlichen Sägeunfälle verschiedener Berufsgenossenschaften und der Klinik zusammengestellt:

Tabelle 2. Tödliche Sägeunfälle.

Zahl der Verletzungen	Art der Säge	Todesfälle in %	Angabenquelle
1950	Kreissäge	1,1	Nordd. Holz-B. G. 1923—25 (Syrup)
141	Kreissäge	1,4	Dän. Jahr. Bericht Gewerbeaufs. 1935
163	Gattersäge	6,2	Nordd. Holz-B. G. 1923—1925 (Syrup)
300	Handsägemaschine	1,0	v. CHOSSI
185	Sägemaschinen	1,0	Chir. Univ.-Kl. Göttingen
31	davon durch Rückschlag	3,0	,,
653	Kreissäge	2,3	Hess. Nass. landw. B. G. 1948—1950
	davon		
517	a) bei Querschnitt ...	1,2	
136	b) bei Längsschnitt ..	6,6	
2673	Kreissäge	0,68	Hann. landw. B. G. 1946—1950
425	Kreissäge	0,5	Bau-B. G. Hannover 1950
1290	Kreissäge	0,3	Südd. Holz-B. G. 1950
3920	Kreissäge, gemeldet	0,15	Nordd. Holz-B. G. 1950

Die Zahlen liegen in den verschiedenen Gruppen zwischen 6,6 und 0,15%. Diese weiten Schwankungen erklären sich wie folgt: Die hohe Zahl von 6,6% bezieht sich auf eine landwirtschaftliche Bevölkerungsgruppe, die naturgemäß nur selten Sägearbeit verrichtet und daher die Gefahren nicht kennt. Während beim Querschnitt die tödliche Zahl dieser Gruppe 1,2% ausmacht, beträgt sie beim Holzrückschlag, der nur beim Längsschnitt auftritt, 6,6%. Diese Unfallart, die ohnehin die gefährlichste ist und im klinischen Material schon 3% Todesfälle hat, muß sich natürlich bei einer ungeübten und unvorgebildeten Personengruppe am katastrophalsten auswirken. Innerhalb der Berufsgenossenschaften, die sich ausschließlich mit Holzbearbeitung befassen, ist die Vorbildung der Arbeiterschaft sowie der Unfallschutz in weit größerem Umfange vorhanden, was sich in der geringen tödlichen Zahl von 0,15% bemerkbar macht. Die sich aus dem klinischen Krankengut ergebende Zahl stellt einen guten Mittelwert dar, weil die Verletzten aller Berufsgenossenschaften dort in Erscheinung treten. Der Teil der Unfälle, die sofortigen Tod zur Folge haben, tritt in der Klinik nicht in Erscheinung. Auffallend ist, daß bei Berücksichtigung des Maschinentypes die Gattersäge an der Spitze steht und die Bandsäge gar nicht in Erscheinung tritt, wenn auch an Bandsägen tödliche Unfälle möglich sind. Wie jedoch die weiter oben angeführten Aufstellungen zeigen, handelt es sich dabei um recht ungewöhnliche und daher sehr seltene Unfallvorgänge. Die hohe Zahl der tödlichen Gatterunfälle ist fast ausnahmslos auf das Triebwerk zu beziehen und bei der geringen Zahl der Gesamtunfälle an dieser Maschine statistisch wenig gesichert. Es ergibt sich also daraus, daß zwei Unfallarten im wesentlichen für die Todesfälle verantwortlich sind: 1. *der Holzrückschlag an Kreissägen* und 2. *der Unfall am Gattertriebwerk.*

Dieses ist auch aus der nachfolgenden Tabelle, die nur Kreissägenunfälle aus einer Landwirtschaftlichen Berufsgenossenschaft umfaßt, eindeutig zu entnehmen.

Tabelle 3. *Tödliche Kreissägenunfälle Hessen-Nassauische Landwirtschaftliche Berufsgenossenschaft.*

Jahr	Unfälle an	Zahl	insgesamt	tödlich	insgesamt
1948	Querschnittsägen	188⎱	233	3 = 1,6% ⎱	8 = 3,4%
	Längsschnittsägen	45⎰		5 = 11,1% ⎰	
1949	Querschnittsägen	173⎱	227	2 = 1,2% ⎱	3 = 1,3%
	Längsschnittsägen	54⎰		1 = 1,9% ⎰	
1950	Querschnittsägen	156⎱	193	1 = 0,6% ⎱	4 = 2,1%
	Längsschnittsägen	37⎰		3 = 8,1% ⎰	
Jahresdurchschnitt:					
	Querschnittsägen			1,1% ⎱	2,2%
	Längsschnittsägen			7,0% ⎰	

Die in nicht gegliederten Statistiken angegebenen Zahlen der tödlichen Unfälle sind *also im wesentlichen auf Kreissägeunfälle durch Rückschlag zu beziehen, mit anderen Worten auf den unsachgemäß ausgeführten Längsschnitt.* Die Tabellen geben auch gleichzeitig einen Anhalt für das Verhältnis zwischen Rückschlag und anderen Unfällen. Es beträgt hier 1 : 3,8, aus den klinisch beobachteten Fällen errechnet es sich auf 1 : 4. Wie häufig gerade die Sägeunfälle sind, geht aus der Tabelle 5 hervor. Der Anteil der einzelnen Sägemaschinentypen an der Gesamtzahl der Maschinenunfälle ist in Tabelle 4 dargestellt. Fast $^1/_3$

der entschädigten Maschinenunfälle entstanden an der einfachen Tisch-kreissäge mit Handvorschub. Erst in weitem Abstand folgt die Bandsäge mit nur 2,58%. Alle übrigen Sägemaschinentypen traten daneben kaum in Erscheinung.

Wird nun das Verhältnis zwischen Kreis- und Bandsägenunfällen untersucht, so zeigen die Zahlen Schwankungen je nach ihrer Quelle zwischen 77 und 100%. Die Zahl der klinischen Fälle nimmt auch hier wieder eine Mittelstellung ein. Die relative Zahl muß mit fast 90% angenommen werden, d. h. nur 10% bleiben für die restlichen Säge-maschinentypen übrig. Diese 10% werden fast ganz von Bandsäge-unfällen in Anspruch genommen. Gattersägenunfälle sind somit eine Seltenheit!

Tabelle 4. *Verteilung von Sägeverletzungen an Kreis- und Bandsägen.*

	Gesamtzahl der Verletzungen	Davon	
		Kreissägen	Bandsägen
Niederländ. Gewerbe-Inspektion	1 384	1 077 = 77,8%	307 = 22,2%
Nordd. Holz-B. G. 1923—1925 .... 1926—1950	2 453 4 587	1 950 = 79,5% 3 870 = 84,2%	503 = 20,5% 583 = 11,9%
Südd. Holz-B. G. 1946—1950	14 798	11 595 = 78,6%	2 013 = 12,9%
Hann. Bau-B. G. 1950 ..	510	427 = 84,0%	47 = 9,2%
Musikinstrumentenindustr.	586	512 = 87,4%	74 = 12,6%
Chir. Univ.-Kl. Göttingen	135	119 = 89,9%	11 = 8,2%
Hann. Landw. B. G. 1946—1950	2 693	2 693 = 100%	

Wird nun der Anteil der Sägemaschinen an den Unfällen durch Arbeitsmaschinen verschiedener Berufsgruppen errechnet, so hängt diese relative Zahl natürlich vom Verhältnis der Maschinen bei den unter-suchten Berufsgruppen ab. Die Holzindustrie hat daher mit 48% den höchsten Anteil. Die aus den klinischen Fällen ermittelte Zahl nimmt mit 19,3% auch hier wieder eine Mittelstellung ein.

Tabelle 5. *Anteil der Sägemaschinen an Arbeitsmaschinenunfällen.*

Von allen an Arbeitsmaschinen entstandenen Unfällen entfielen auf Sägemaschinen im Bereich der

Nordwestl. Eisen- u. Stahl-Ber.-Gen. Jahresdurchschnitt 1947—1950	1,8%
Hess. Nass. Landw. Ber.-Gen. 1948—1950	18,3%
Chirurg. Poliklinik Göttingen, 1946	19,3%
Hann. Landw. Ber.-Gen., 1946—1950	30,5%
Hann. Bau-Ber.-Gen., 1950	35,5%
Südd. Holz-Ber.-Gen., 1946—1950	48,0%

B. Schwere. Aus den nachfolgenden Schaubildern kann man erkennen, wie sich die Unfallzahl im Verhältnis zur Schwere bei verschiedenen Unfallarten innerhalb der Holzindustrie verhält. Die Zahlen der Süd-

deutschen Holzberufsgenossenschaft zeigen in der nächstfolgenden Abbildung die wichtigsten Unfallursachengruppen nach Zahl und Schwere an, d. h. über der jeweiligen Zahl ist die durchschnittliche Schwere in % aufgetragen. Die Fläche gibt somit ein Maß für die Bedeutung der Unfallursache.

In der Fläche, welche die Holzbearbeitungsmaschinen versinnbildlicht, sind zu 50% Sägemaschinen enthalten. Die Unfälle dieser Gruppen bekommen ihr Gewicht weniger durch die Schwere als durch die Häufigkeit.

Wie aus der nebenstehenden Abbildung (Abb. 10) ersichtlich, ist der Unterschied in der durchschnittlichen Schwere und Häufigkeit bei den einzelnen Holzbearbeitungsmaschinen recht erheblich. *Am häufigsten und auch von einer beträchtlichen Schwere*

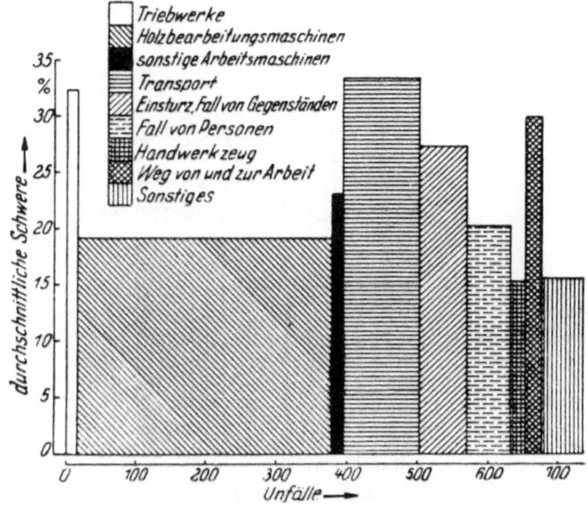

Abb. 9. Zahl und Schwere der entschädigten Unfälle in den einzelnen Ursachengruppen.

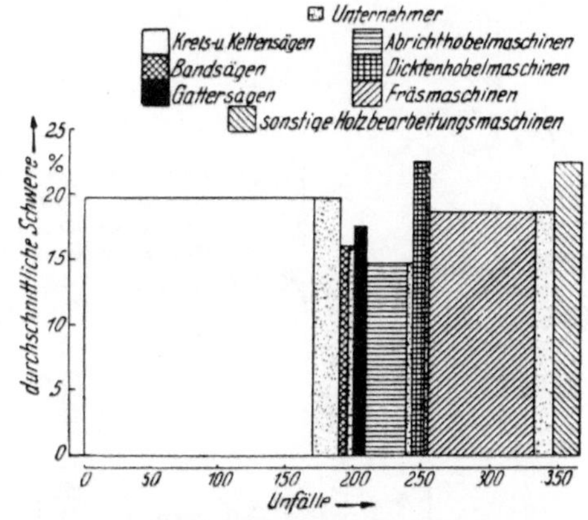

Abb. 10. Zahl und Schwere der entschädigten Unfälle an den wichtigsten Holzbearbeitungsmaschinen.

sind die Unfälle an den Kreissägen, dann folgen die Unfälle an Fräsmaschinen. Daneben verschwinden die Band- und Gattersägen fast völlig.

Abb. 11 demonstriert die *Lokalisation* der Verletzung in Zusammenhang mit ihrer Entstehungsquelle. Hierbei zeigt sich, daß die Holzbearbeitungsmaschinen an Hand und Arm (links mehr als rechts) weitaus die häufigsten, aber auch sehr leichte Unfälle hervorrufen. Bei der Lokalisation Kopf und Hals (fast ausschließlich Rückschlagverletzungen) spielen die Holzbearbeitungsmaschinen nur noch eine geringere Rolle. Allerdings sind diese Unfälle wesentlich schwerer. Rumpf- und Beinverletzungen sind unwesentlich.

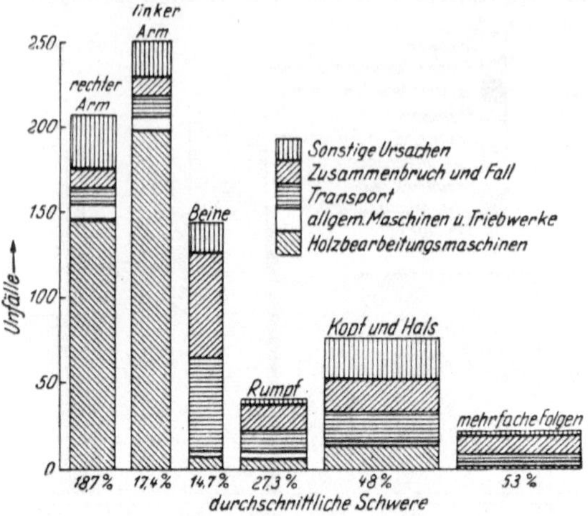

Abb. 11. Zahl und durchschnittliche Schwere der entschädigten Unfälle nach Verletzungsfolgen für die wichtigsten Ursachengruppen.

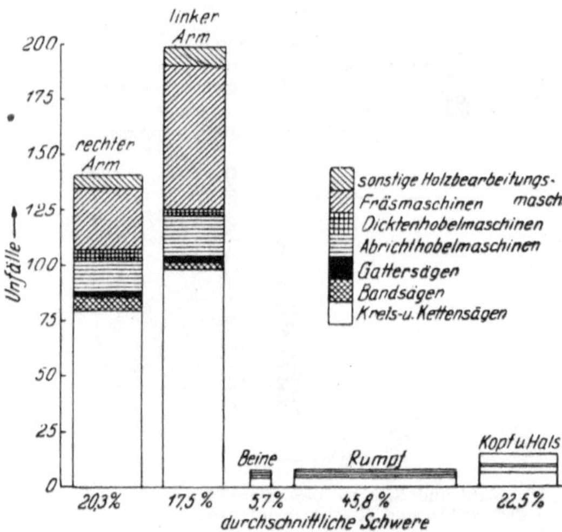

Abb. 12. Zahl und Schwere der entschädigten Unfälle nach Verletzungsfolgen für die wichtigsten Holzbearbeitungsmaschinen.

In der nächsten Abbildung (Abb. 12) wird die *Lokalisation* der Verletzung sowie der Anteil der einzelnen Maschinen dargestellt. Bei allen Lokalisationen überwiegen die Kreissägen gegenüber allen anderen Maschinentypen absolut und relativ. *Durchweg 50% ist an Kreissägen entstanden!* Während die Verletzungen an Hand und Arm leichter und häufiger sind, sind die Verletzungen am Rumpf seltener, aber schwerer.

Die Lokalisation an der Hand, die ohnehin die häufigste ist, wird in der nächsten Abbildung (Abb. 13) für die einzelnen Maschinentypen besonders dargestellt. Nach Häufigkeit und Schwere überragt die Kreissäge die übrigen Maschinen, als nächste folgt die Fräsmaschine. Die Bandsäge ist in der Rangfolge die letzte mit einem nur sehr geringen Anteil. Während bei der Kreissäge die Verletzungen an der linken Hand häufiger, aber leichter sind als an der rechten, ist es bei der Bandsäge umgekehrt. Es muß aber hierbei berücksichtigt werden, daß bei der Berechnung der Schwere des einzelnen Falles links der Arm, die Hand und einzelne Finger meist geringer bewertet werden als rechts.

Die letzten Abbildungen stellen die durchschnittliche Häufigkeit und Schwere gleichzeitig dar. Würden die beiden weiter oben besonders

gekennzeichneten Unfallgruppen Kreissägenrückschlag und Gattertriebwerk hierbei besonders berücksichtigt werden, so wäre ihre Seltenheit
und Schwere zum Ausdruck gekommen und die Schwere der restlichen
Unfälle etwas vermindert worden.

C. Bedeutung äußerer Faktoren für die Unfallentstehung. Im Nachfolgenden soll die Häufigkeit der Unfälle in ihrer Abhängigkeit von
äußeren Faktoren untersucht werden. Zweifellos läßt sich da eine große
Zahl von Abhängigkeiten nachweisen. Zu erwähnen wären das *Arbeits-
und besonders das Lohnsystem,* das die Arbeitsgeschwindigkeit weitgehend bestimmt. Fernerhin
die *Größe eines Betriebes:* die
Kleinstbetriebe haben die
höchste Unfallziffer, weil dort
dem Unfallschutz weniger Beachtung geschenkt wird. Anders
bei größeren Betrieben, dort
können Aufsichtspersonen zur
Rechenschaft gezogen werden,
die ihrerseits wieder auf Ein-
haltung der Vorschriften achten.
Auch die Länge der Gesamt-
arbeitszeit sowie die Verteilung
und die Länge der Pausen macht
sich durch die *Ermüdung* in der
Unfallzahl bemerkbar. Für derartige Untersuchungen bot das
Material keine Anhaltspunkte.

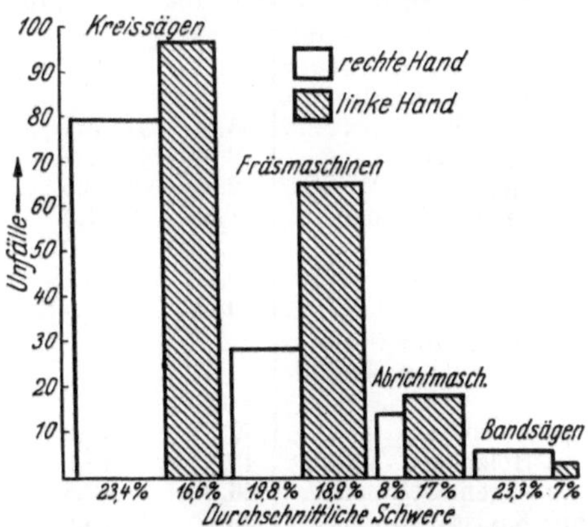

Abb. 13. Lokalisation der Sägeverletzungen
an der Hand bei den einzelnen Maschinentypen.

Zunächst soll die *Häufigkeit der Unfälle pro Jahr* untersucht werden.
Bei den klinischen Fällen, die allerdings nicht sehr zahlreich sind, zeigte
sich in den letzten 35 Jahren im wesentlichen ein konstanter Jahres-
anteil. Anders sieht es bei den absoluten Zahlen der Berufsgenossenschaften aus. Hier zeigt sich, wie aus den folgenden Zusammenstellungen
hervorgeht, bei der Holzindustrie eine Konjunkturabhängigkeit. Die
absoluten Zahlen folgen hier der Anzahl der Versicherten. Eine Betrachtung der absoluten Unfallzahlen würde zu einem falschen Bild
führen, erst die Untersuchung der relativen Zahlen zeigt, daß diese un-
abhängig von ihrer absoluten Höhe konstante Werte haben, d. h. mit
anderen Worten, *daß die Häufigkeit der Unfälle von der geleisteten Arbeit,
also den Arbeitsstunden pro Arbeiter abhängt.*

Die Unfallzahlen sind in der Landwirtschaft nach dem Kriege in
wenigen Jahren auf das doppelte gestiegen, ohne daß sich die Zahl der
Arbeiter gleichartig vermehrt hätte. Die Kreissägenunfälle haben da-
gegen abgenommen bis um 50%, da die Brennstoffversorgung in diesen
Jahren sich so weit besserte, daß das Holzsägen stark zurückging.
Es zeigt sich an diesen Beispielen, daß die Unfallzahl von der Sägearbeit
und somit von allen Bedingungen abhängig ist, die ihr Ausmaß bestimmt.

Tabelle 6. *Süddeutsche Holzberufsgenossenschaft.*

	1946	1947	1948	1949	1950	Jahres-durchschnitt
Versicherte Personen	194997	228753	240523	277841	136300	
Gemeldete Unfälle	11153	13172	15756	17880	8950	
Unfälle an Maschinen	5668	6121	7581	7806	3700	
Unfälle an Holzbearb.-Masch..	5401	5823	7290	7453	3541	
Unfälle an Sägemaschinen ...	**2905**	**3103**	**3650**	**3548**	**1592**	
Davon an: Kreissägen	2243	2439	2871	2752	1290	
Bandsägen	394	406	421	494	198	
Gattersägen	164	173	285	302	104	
Umgerechnet auf die Gesamt-zahl der Versicherten ergeben sich folgende Zahlen: (in %):						
Gemeldete Unfälle	5,7	5,7	6,6	6,4	6,6	6,2
Unfälle an Maschinen	2,9	2,7	3,2	2,8	2,7	2,85
Unfälle an Holzbearb.-Masch..	2,8	2,5	3,0	2,7	2,6	2,72
Unfälle an Sägemaschinen ...	**1,5**	**1,3**	**1,5**	**1,28**	**1,17**	**1,35**
Davon an: Kreissägen	1,16	1,07	1,2	0,99	0,95	1,07
Bandsägen	0,2	0,18	0,175	0,178	0,145	0,176
Gattersägen	0,085	0,076	0,12	0,11	0,076	0,093
Umgerechnet auf die Gesamt-zahl der gemeldeten Unfälle (in %):						
Unfälle an Maschinen	50,8	47,0	48,0	44,0	41,0	46,2
Unfälle an Holzbearb.-Masch..	48,5	45,0	46,0	42,0	39,0	44,1
Unfälle an Sägemaschinen ...	**26,0**	**22,8**	**23,2**	**19,9**	**17,8**	**21,9**
Davon an: Kreissägen	20,5	18,6	18,2	15,3	14,4	17,4
Bandsägen	3,5	3,1	2,7	2,8	2,2	2,9
Gattersägen	1,47	1,3	1,8	1,7	1,18	1,49
Von allen Maschinenunfällen entstanden an Sägemaschinen	**51,4**	**51,0**	**48,2**	**45,4**	**43,0**	**47,5**
Davon an: Kreissägen	39,5	39,5	37,0	35,0	34,9	37,2
Bandsägen	7,0	6,7	5,6	6,3	5,4	6,2
Gattersägen	2,9	2,8	3,7	3,9	2,8	3,2
Von allen an Holzbearb.-Ma-schinen entstandenen Unfällen entfielen auf Sägemaschinen ..	**53,5**	**53,5**	**50,0**	**48,0**	**45,4**	**50,0**
Davon an: Kreissägen	41,2	41,7	39,5	37,0	36,5	39,1
Bandsägen	7,3	7,0	5,8	6,6	5,6	6,4
Gattersägen	3,0	3,0	3,9	4,1	3,0	3,4
Von allen an Sägemaschinen entstandenen Unfällen entstan-den an: Kreissägen	77,0	78,0	79,0	78,0	81,0	78,6
Bandsägen	13,4	13,0	11,6	14,0	12,5	12,7
Gattersägen	5,6	5,6	7,8	8,5	6,5	6,8

D. Beziehungen zur Jahres-, Wochen- und Tageszeit. Als nächstes
wäre die Frage zu untersuchen, ob innerhalb eines Jahres die *Jahreszeiten* einen charakteristischen Einfluß ausüben. Bei Untersuchungen
der klinischen Fälle ergibt sich dabei ein *frühsommerliches Maximum*
und ein *winterliches Minimum.* Diese jahreszeitlichen Schwankungen
finden sich auch bei anderen Unfallarten wieder. Sie erklären sich
1. aus der Konjunktur, die gerade in der Holzverarbeitung durch den

Tabelle 7. *Hannoversche Bauberufsgenossenschaft. 1950. 25770 Betriebe.*

Versicherte Personen	215 235
Gemeldete Unfälle	17 294
Unfälle an Maschinen	1 429
Unfälle an **Sägemaschinen**	**510**
Davon an: Kreissägen	427
Bandsägen	47
Gattersägen	35
Umgerechnet auf die Gesamtzahl der Versicherten ergeben sich folgende Zahlen (in %):	
Gemeldete Unfälle	8,0
Unfälle an Maschinen	0,66
Unfälle an **Sägemaschinen**	**0,24**
Davon an: Kreissägen	0,2
Bandsägen	0,022
Gattersägen	0,016
Umgerechnet auf die Gesamtzahl der gemeldeten Unfälle (in %):	
Unfälle an Maschinen	8,3
Unfälle an **Sägemaschinen**	**2,95**
Davon an: Kreissägen	2,94
Bandsägen	0,27
Gattersägen	0,22
Von allen Maschinenunfällen entstanden an **Sägemaschinen**	**35,5**
Davon an: Kreissägen	3,0
Bandsägen	0,3
Gattersägen	0,2
Von allen an **Sägemaschinenunfällen** entstanden an	
Kreissägen	84,0
Bandsägen	9,2
Gattersägen	6,9

Tabelle 8. *Hannoversche Landwirtschaftliche Berufsgenossenschaft.*

	1946	1947	1948	1949	1950	Jahres-durchschnitt
Versicherte Personen	1 300 000	1 300 000	1 300 000	1 300 000	1 300 000	1 300 000
Alle gemeldeten Unfälle	15 578	16 797	19 632	26 688	31 404	22 018
Unfälle an Maschinen	1 670	1 586	1 627	1 849	2 165	1 779
Unfälle an **Kreissägen**	**673**	**651**	**487**	**410**	**452**	**536**
Umgerechnet auf die Gesamtzahl der Versicherten ergeben sich folgende Zahlen (in %):						
Alle gemeldeten Unfälle	1,2	1,3	1,5	2,1	2,4	1,7
Unfälle an Maschinen	0,129	0,122	0,125	0,142	0,165	0,137
Unfälle an **Kreissägen**	**0,054**	**0,050**	**0,038**	**0,032**	**0,035**	**0,042**
Umgerechnet auf die Gesamtzahl der gemeldeten Unfälle (in %):						
Unfälle an Maschinen	10,7	9,4	8,3	7,0	6,9	8,0
Unfälle an **Kreissägen**	**4,7**	**3,9**	**2,5**	**1,5**	**1,4**	**2,47**
Von allen Maschinenunfällen entstanden an **Sägemaschinen** (in %):	**41,0**	**42,0**	**30,5**	**22,3**	**21,0**	**30,5**

Tabelle 9. *Hessen-Nassauische Landwirtschaftliche Berufsgenossenschaft.*
222072 Betriebe.

	1948	1949	1950	Jahres-durchschnitt
Versicherte Personen	541 000	541 000	541 000	541 000
Alle gemeldeten Unfälle	12 007	18 151	22 522	17 560
Unfälle an Maschinen	984	1 336	1 540	1 283
Unfälle an **Kreissägen**	233	277	193	221
Umgerechnet auf die Gesamtzahl der Versicherten ergeben sich folgende Zahlen (in %):				
Alle gemeldeten Unfälle	2,22	3,3	4,15	3,22
Unfälle an Maschinen	0,18	0,24	0,285	0,235
Unfälle an **Kreissägen**	**0,043**	**0,042**	**0,035**	**0,040**
Umgerechnet auf die Gesamtzahl der gemeldeten Unfälle (in %):				
Unfälle an Maschinen	8,2	7,4	6,8	7,47
Unfälle an **Kreissägen**	**1,95**	**1,9**	**0,86**	**1,57**
Von allen Maschinenunfällen entstanden an **Sägemaschinen** (in %):	**23,8**	**18,5**	**12,5**	**18,3**

Tabelle 10. *Unfälle der Musikinstrumentenindustrie.*

	1920	1921	1922	1923	Jahres-durchschnitt
Kreissägen	105	133	160	114	129
Bandsägen	15	17	20	22	18,5
Hobelmaschinen	80	64	113	85	85,6
Fräsmaschinen	37	29	34	35	33,9
Sonstige Maschinen	20	19	51	34	31,0
Von allen Maschinen in %					
Kreissägen	41	51	42,4	39,3	43,1
Bandsägen	5,8	6,5	5,3	7,6	6,3
Hobelmaschinen	31,1	24,5	30,0	29,3	28,7
Fräsmaschinen	14,3	11,1	9,0	12,1	11,6
Von allen Holzbearbeitungsmaschinen in %					
Kreissägen	44	54,6	49,5	44,5	48,3
Bandsägen	6,3	7,0	6,1	8,6	7,0
Hobelmaschinen	33,8	26,5	34,5	33,0	31,9
Fräsmaschinen	15,9	12,9	10,9	14,9	13,8
Von allen Sägemaschinen in %					
Kreissägen	88	89	89	84	87,5
Bandsägen	12	11	11	16	12,5

winterlichen Holzeinschlag und in der anschließenden Aufarbeitung entsteht. Es zeigt daher z. B. die Schnittholzproduktion ganz ähnliche Maximal- und Minimalwerte. 2. dürfte aber auch noch ein im Menschen liegender Faktor eine wichtige Rolle spielen. Denn es ist sicher kein Zufall, daß z. B. manche Geisteskrankheiten sowie einige Verbrechensarten die gleichen jahreszeitlichen Maxima aufweisen. Eine einfache Abhängigkeit von der Temperatur ist sicher nicht vorhanden, da die

Tabelle 11. *Verteilung der Unfälle im Bereiche der Norddeutschen Holzberufsgenossenschaft in den Jahren 1923—1925.*

Bei welcher Tätigkeit oder wodurch ist der Unfall herbeigeführt	Gruppe	Gemeldete Unfälle		Erstmalig entschädigte Unfälle				Es entfallen auf je 100 Unfälle	
		im einzelnen	in der Gruppe	im einzelnen	in der Gruppe	in v. H. der Sp. 3	tödliche Zahl	gemeldete	entschädigte
1	2	3	4	5	6	7	8	9	10
Arbeit mit Handwerkszeug		973	973	31	31	3,2	1,7	6,9	1,89
Abspringende Splitter, Anstoßen, Reißen, Holzsplitter, kleine Wunden	Allgemeiner Betrieb	1682		135		8,0	7,0		
Zusammenbruch und Einsturz von Gegenständen		1004		111		11,1	7,0		
Fall von Personen von Treppen, Leitern, in Vertiefungen usw......		1523	4431	169	431	11,1	9,7	31,6	26,23
Betrieb von Dampfkesseln, Dampfgefäßen usw.		10		2		16,6	1,3		
Sprengstoffe		5		2		40,0	0,7		
Feuergefährliche, heiße, ätzende, giftige Stoffe		207		12		5,5	2,3		
Auf- und Abladen von Hand, Heben und Tragen von Lasten	Transporte	1997		202		10,1	11,7		
Fuhrwerke		379	2652	66	298	17,4	11,0	18,9	18,14
Eisenbahnbetrieb		189		21		11,1	3,3		
Verkehr zu Wasser		5		2		40,0	2,0		
Umgang mit Tieren ...		82		7		8,5	1,0		
Kraftmaschinen		33	33	8	6	17,8	0,7	0,2	0,36
Hebemaschinen		117	117	17	17	14,5	1,3	0,8	1,04
Kraftübertrag (einschl. elektr.)		172	172	49	49	28,4	13,0	1,2	2,98
Kreissägen	Gefährliche Arbeitsmaschinen	1950		432		2,22	7,3		
Band- und Gattersägen		503	4888	51	755	10,1	2,0	34,9	45,95
Hobelmaschinen		1409		101		7,2	1,0		
Fräsmaschinen		1026		171		16,7	1,0		
Schleifmaschinen	Sonstige Arbeitsmaschinen	102		7		6,9	—		
Drehbänke		55		3		5,5	0,3		
Bohr- und Stemmmaschinen		78	751	4	56	5,1	0,3	5,5	3,41
Andere Arbeitsmaschinen		516		42		8,1	2,3		
						im Durchschnitt 10,68		100,0	100.00

ausgesprochen sommerliche Witterung erst viel später in Erscheinung tritt. Neben der Konjunktur, die das Maß der Arbeit festlegt, bestimmt also auch ein im Menschen liegender Faktor die Unfallhäufigkeit.

In der folgenden Übersicht, die hinsichtlich der Abhängigkeit der Unfallhäufigkeit von der Jahreszeit die gleichen Verhältnisse zeigt, ist neben der Schwere des Unfalles auch der Maschinentyp zur Darstellung

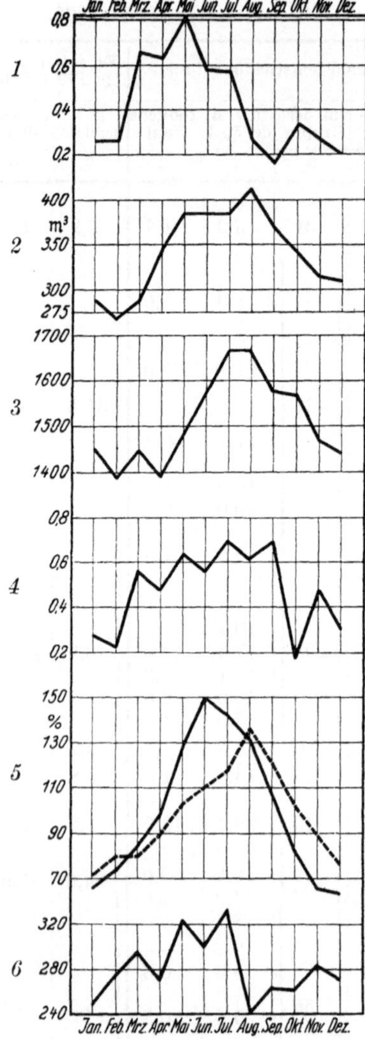

Abb. 14. *Unfallhäufigkeit und Jahreszeit.*
1. *Sägemaschinenverletzungen.* Durchschnitt pro Tag des Monats. Chir. Univ.-Klinik Göttingen.
2. *Schnittholzproduktion.* Bizone 1947.
3. *Industrieunfälle.* Amerika 1918—21 (KITTSON). Durchschnittliche Unfallzahl pro Arbeitstag im Monat 1,8 Millionen Unfälle.
4. *Schnittverletzungen.* Durchschnitt pro Tag des Monats. Chir. Univ.-Klinik Göttingen.
5. Jahreszeitenrhythmus von *Verbrechen* (EXNER). a) Körperverletzungen. b) Unzucht (§ 176—172 StGB).
6. Erkankungen an *Schizophrenie* (BUMKE).

Tabelle 12.
Unfälle an vertikalen Gattern (Nordd. Holz-B.G.).

	Unfälle	
	gemeldete	entschädigte
1931	116	8 = 6,8%
1932	117	7 = 5,9%
1933	143	8 = 5,6%
1934	222	7 = 3,3%
1935	246	10 = 4,0%

gekommen. Im ganzen ist der relative Anteil der schweren Unfälle und der Maschinentypen konstant, lediglich in den frühen Sommermonaten (Mai, Juni, Juli) fällt eine relative und absolute Vermehrung der Handsägemaschinenunfälle als Folge der erhöhten Bautätigkeit auf.

Auch auf die *einzelnen Wochentage* entfällt keine gleiche Unfallquote. In der ersten Wochenhälfte ereignen sich viel mehr Unfälle als in der zweiten. Der relative Anteil der schweren Unfälle und der Maschinentypen ist konstant. Auffallend ist die Häufigkeit der Unfälle am Freitag. Es ist sehr naheliegend, an *alkoholische Einflüsse als Folge des Zahltages* zu denken. Auch für den Montag wäre der gleiche Einfluß zu diskutieren, jedoch läßt er sich hier an Hand der absoluten Häufigkeit nicht erweisen.

Für den *Verlauf eines Tages* lassen sich ebenfalls charakteristische Unfallkurven aufstellen. Für die einzelne Arbeitsperiode ist die Häufigkeit des Unfalles von verschiedenen Bedingungen abhängig. Zunächst steigt die Arbeitsintensität stark an, um bis gegen Ende der Schicht langsam wieder abzusinken. Anders verhält sich die Unfallkurve. Sie zeigt zunächst einen langsamen Anstieg und gegen Ende der Schicht infolge der Ermüdung ihren Gipfel. Nach diesem Gipfel setzt wieder ein Abfall als Folge der stark abgesunkenen Arbeitsintensität ein. Folgt einer Schicht nach einer Pause eine zweite Schicht, so zeigt die Kurve gleichsinnigen Verlauf, wobei jedoch die Gesamtwerte erhöht sind.

Diese Verhältnisse lassen sich auch bei unseren Unfallverletzten nachweisen. Auf 2 Unfälle am Vormittag entfallen 3 Unfälle am Nachmittag. Das Maximum liegt kurz vor dem Ende jeder Schicht, das Tagesmaximum in den späten Nachmittagstunden! (Abb. 19).

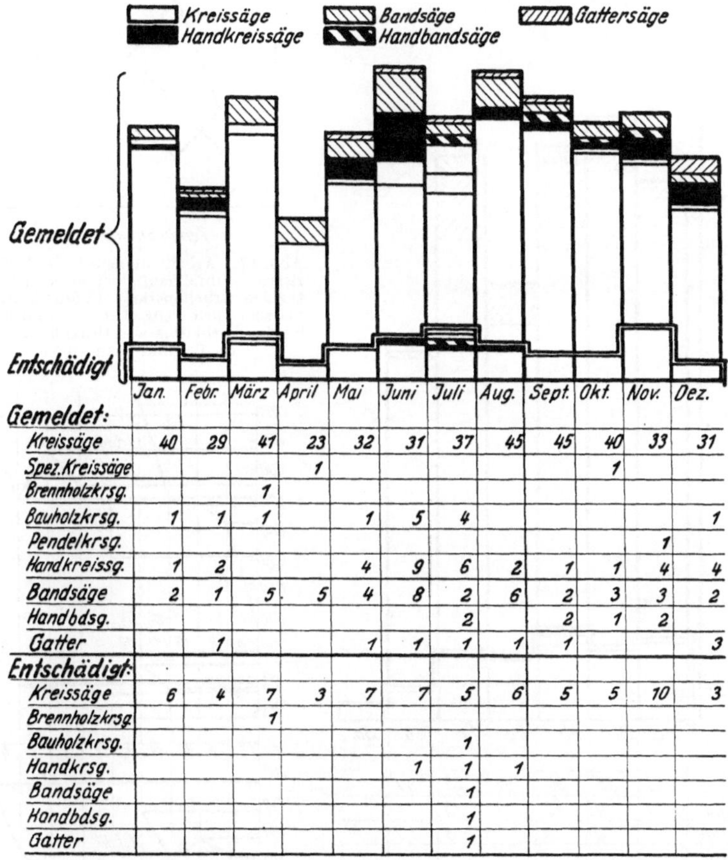

Gemeldet:	Jan.	Febr.	März	April	Mai	Juni	Juli	Aug.	Sept.	Okt.	Nov.	Dez.
Kreissäge	40	29	41	23	32	31	37	45	45	40	33	31
Spez.Kreissäge				1						1		
Brennholzkrsg.			1									
Bauholzkrsg.	1	1	1		1	5	4					1
Pendelkrsg.											1	
Handkreissg.	1	2			4	9	6	2	1	1	4	4
Bandsäge	2	1	5	5	4	8	2	6	2	3	3	2
Handbdsg.							2		2	1	2	
Gatter			1		1	1	1	1	1			3
Entschädigt:												
Kreissäge	6	4	7	3	7	7	5	6	5	5	10	3
Brennholzkrsg			1									
Bauholzkrsg.							1					
Handkrsg.						1	1	1				
Bandsäge							1					
Handbdsg.							1					
Gatter							1					

Abb. 15. Monat und Unfallhäufigkeit an Sägemaschinen unter Berücksichtigung des Maschinentyps und der Entschädigung (BauBg. Wuppertal 1950).

Von diesem Ergebnis weichen die Untersuchungen der Süddeutschen Holz-Berufsgenossenschaft etwas ab. Grundsätzlich zeigen Vormittags- und Nachmittagskurven den gleichen Verlauf und Höchstwert wie in unserem Material. Der Unterschied besteht nur darin, daß die Nachmittagsunfälle weniger häufiger sind als die Vormittagsunfälle, das Tagesmaximum fällt somit eine Stunde vor die Mittagspause. Das Tagesmaximum unserer Kurven liegt um 18 Uhr und somit 2 Stunden später als das Nachmittagsmaximum der Unfälle der Süddeutschen Holz-Berufsgenossenschaft. Dieses Verhalten zeigt an, daß gerade beim

Arbeiten nach Feierabend, also beim Brennholzschneiden und in der Landwirtschaft nach der Feldarbeit die meisten Unfälle entstehen. Auch hierbei spielen als Ursachen mangelhafte Kenntnis, fehlende Übung und Ermüdung eine Hauptrolle (Abb. 20).

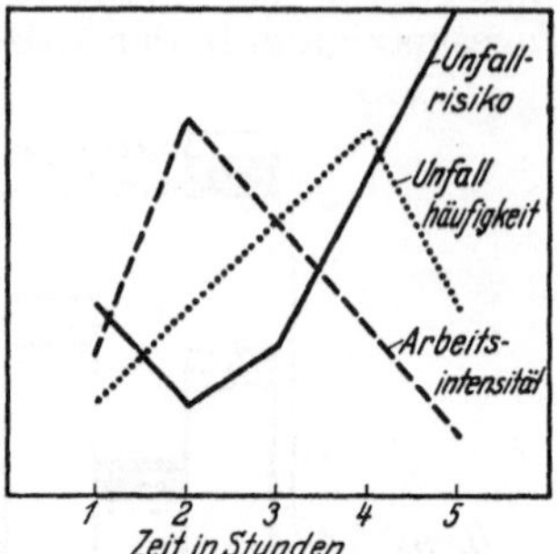

Abb. 17. Arbeitsintensität — Unfallrisiko — Unfallhäufigkeit in einer halbtägigen Arbeitsperiode (5 Stundentag). Schema nach FLORENCE. (Unfallrisiko ist das Verhältnis von Unfallhäufigkeit zu Produktionsmenge.)

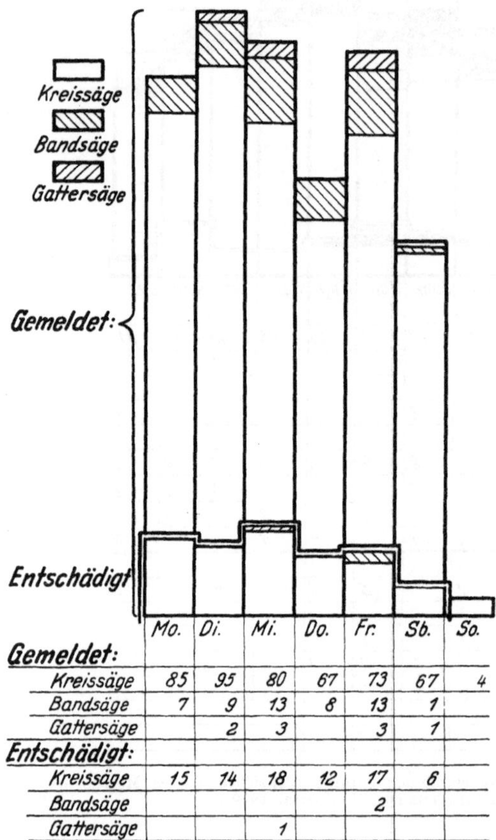

Gemeldet:

	Mo.	Di.	Mi.	Do.	Fr.	Sb.	So.
Kreissäge	85	95	80	67	73	67	4
Bandsäge	7	9	13	8	13	1	
Gattersäge		2	3		3	1	

Entschädigt:

	Mo.	Di.	Mi.	Do.	Fr.	Sb.	So.
Kreissäge	15	14	18	12	17	6	
Bandsäge					2		
Gattersäge			1				

Abb. 16. Wochentag und Unfallhäufigkeit an Sägemaschinen unter Berücksichtigung des Maschinentyps und der Entschädigung (BauBG Wuppertal-Elberfeld 1950).

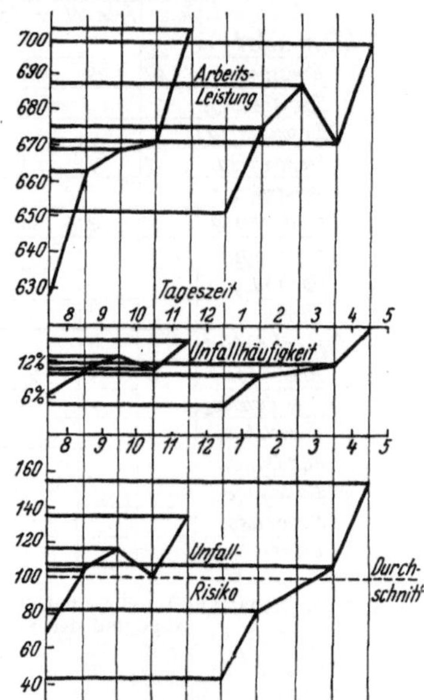

Abb. 18. Wirkung der Tageszeit auf Arbeitsleistung (absolut), Unfallhäufigkeit (in %), Unfallrisiko (relativ pro min.). Durchschnitt von 35 Arbeitstagen. (Nach CHANNEY.)

E. Rolle des Lebensalters und der Berufsausbildung. Interessant ist, daß hinsichtlich der *Bedeutung des Alters* für den Unfall ähnliche Beziehungen bestehen wie für Übertretungen von Gesetzen und Geisteskrankheiten. Diese Tatsache ist wieder ein Hinweis dafür, daß *biologische* Beziehungen in der Unfallentstehung eine große Rolle spielen.

Es verunglücken mehr junge Menschen, als es ihrem Anteil an der Gesamtzahl entspricht. Erst von 35 Jahren ab zeigen die folgenden Jahrgänge eine Unfallzahl, die weit unter dem Durchschnitt liegt. Im höheren Lebensalter steigt die relative Anzahl wieder an. Es ergibt sich aus dieser Kurve, daß *die jungen Jahrgänge durch Ablenkung, Unvorsichtigkeit und mangelnde Sorgfalt besonders gefährdet sind. Mit wachsender Erfahrung sinkt die Unfallneigung im reifen Mannesalter ab, um mit nachlassender Leistungsfähigkeit in den höheren Altersklassen wieder anzusteigen.* Die an Hand der Sägeunfälle ermittelten Zahlen weichen entsprechend den Kriegsverlusten bei den jungen Jahrgängen entgegengesetzt ab.

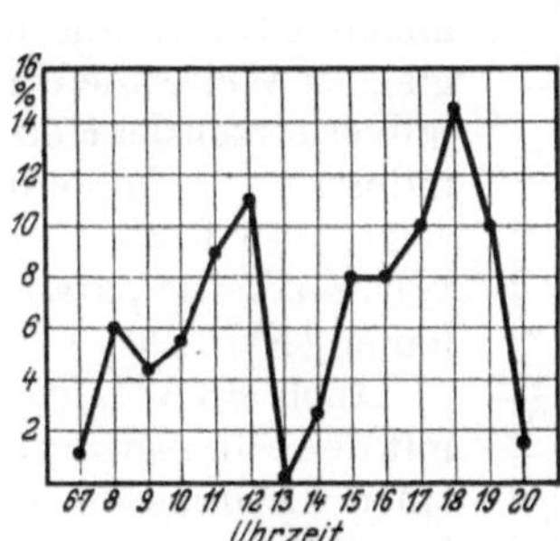

Abb. 19. Die Verteilung der Sägemaschinenunfälle auf die Tagesstunden in %.

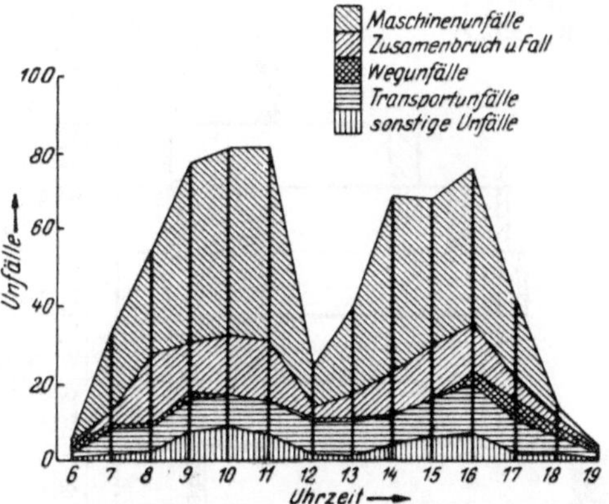

Abb. 20. Zahl der entschädigten Unfälle nach Ursachengruppen und Tagesablauf.

Daß die *Ermüdung* auch hinsichtlich der Schwere des Unfalles von Bedeutung ist, zeigt die nachfolgende Abbildung, in der neben der Uhrzeit auch die Entschädigung berücksichtigt ist. Der relative Anteil der schweren Verletzungen nimmt mit zunehmender Arbeitszeit zu. Auch die Maschinentypen wurden in der Darstellung angeführt. Hinsichtlich ihrer Beteiligung an den Unfällen, bezogen auf die einzelnen Tagesstunden, lassen sich keine charakteristischen Beziehungen feststellen. Bemerkenswert ist jedenfalls der hohe Anteil der Handsägemaschinen (Abb. 21).

Die Kurve des Jahres 1919 zeigt genau wie die Kurve der Kreissägenverletzten eine *kriegsbedingte Verminderung der jungen Jahrgänge,* die 1913 nicht in Erscheinung tritt (Abb. 22). Eine Verschiebung dieser Zacke in Richtung auf die älteren Jahrgänge weist die Kurve von 1950, bei der gleichzeitig die Schwere und der Maschinentyp berücksichtigt wurde, auf. Dabei zeigt sich, daß der Anteil der Maschinen gleichbleibt, aber die Schwere mit zunehmendem Lebensalter zunimmt (Abb. 23).

Werden aber nur, wie in der folgenden Tabelle, die schweren Unfälle oder die tödlichen berücksichtigt, so tritt die mit dem Alter gleichsinnig zunehmende Häufigkeit und Schwere besonders eindringlich in Erscheinung (Abb. 24).

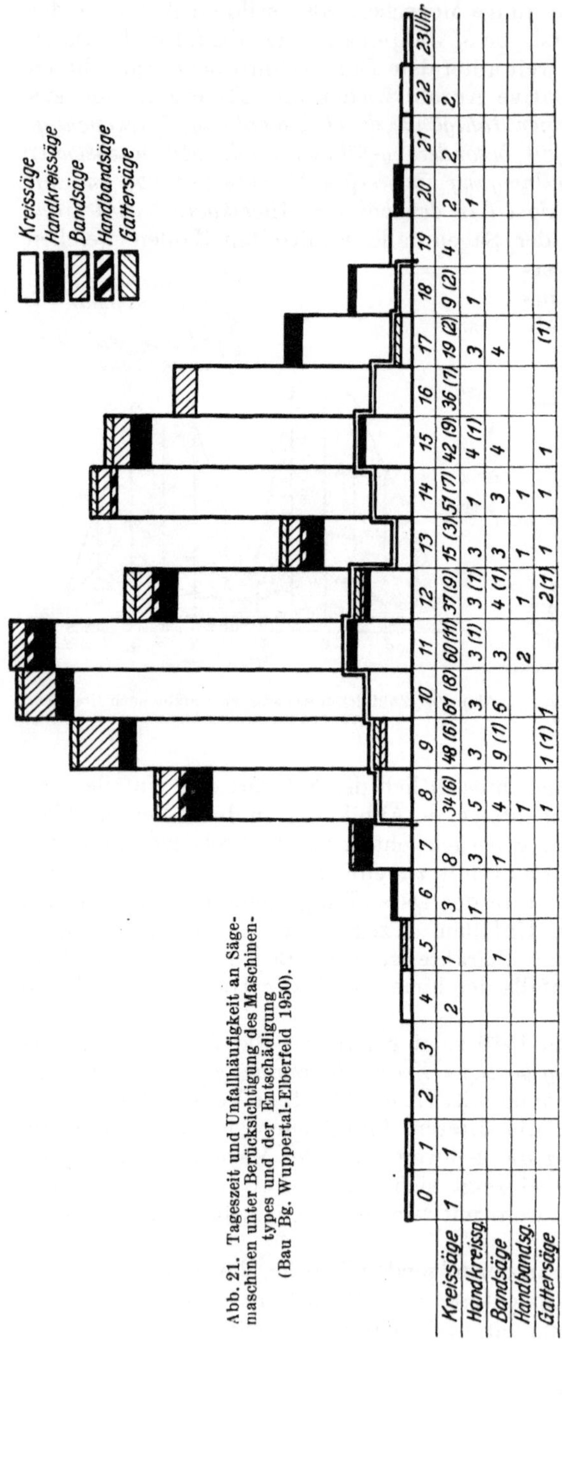

	0	1	2	3	4	5	6	7	8	9	10	11	12	13	14	15	16	17	18	19	20	21	22	23 Uhr
Kreissäge	1	1			2	1	3	8	34 (6)	48 (6)	61 (8)	60 (11)	37 (9)	15 (3)	51 (7)	42 (9)	36 (7)	19 (2)	9 (2)	4	2	2	2	
Handkreissg.							1	3	5	3	3	3 (1)	3 (1)	3	1	4 (1)	3	3	1		1			
Bandsäge						1		1	4	9 (1)	6	3	4 (1)	3	3	4		4						
Handbandsg.									1			2	1	1	1									
Gattersäge									1	1 (1)			2 (1)	1	1	1		(1)						

Abb. 21. Tageszeit und Unfallhäufigkeit an Sägemaschinen unter Berücksichtigung des Maschinentypes und der Entschädigung (Bau Bg. Wuppertal-Elberfeld 1950).

Wird die Gesamtzahl der Verletzten gleich 100 gesetzt und der Anteil der einzelnen Altersgruppen in Prozenten angegeben, so zeigt sich auch hier wieder, daß besonders die jungen Jahrgänge zwischen 20 und 30 am stärksten an den Unfällen beteiligt sind. Ein Vergleich mit einer anderen Kurve, die in gleicher Weise alle Unfallverletzten der Holzindustrie darstellt, zeigt, daß beide Kurven annähernd parallel laufen (Abb. 25).

Auch ein Vergleich mit den Altersgruppen einer Durchschnittsbevölkerung und der Invalidenversicherung zeigt in gleicher Weise eine stärkere Besetzung der jüngeren Jahrgangsklassen (Abb. 26).

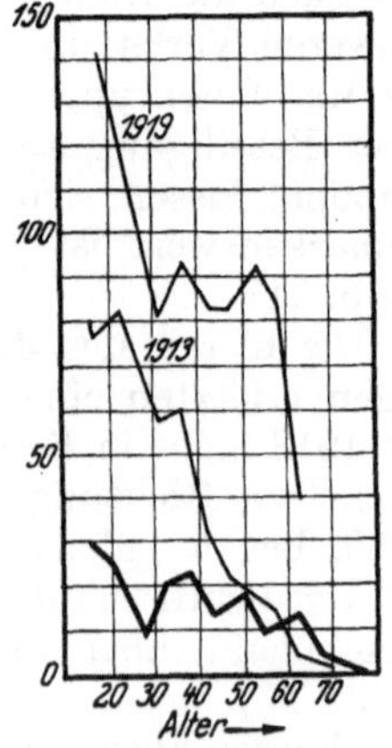

Abb. 22. Sägemaschinenunfälle: dicke Kurve, zum Vergleich 2 Kurven der Ndd. Holz B. G. 1913 und 1919 (Vergleichszahlen nach O. HELLER).

Es ist aus diesen Kurven eine besondere Unfallneigung einer Alters-
klasse noch nicht abzulesen. Erst wenn man einen Durchschnitt aus den

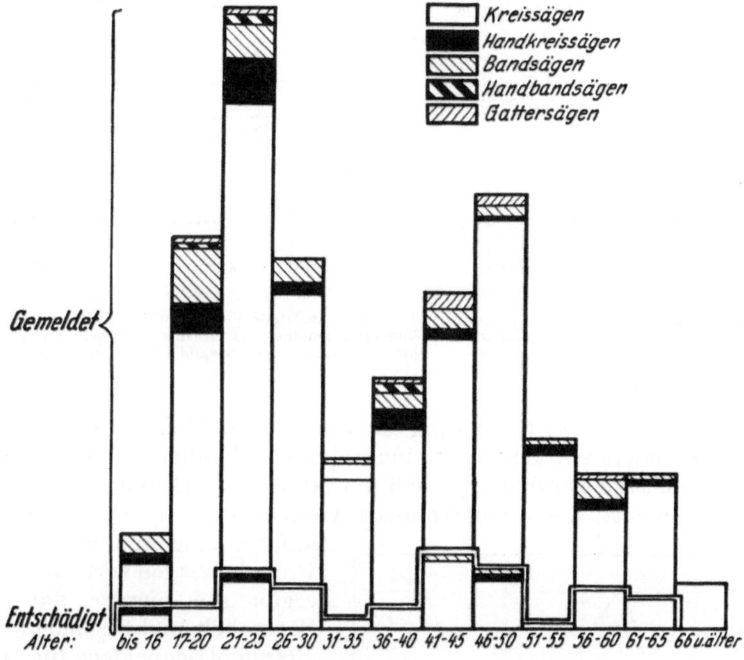

Abb. 23. Lebensalter und Unfallhäufigkeit (Bau-B.G. Wuppertal-Elberfeld 1950).

Unfallzahlen der einzelnen
Jahrgangsklassen bildet und
die Abweichung vom Mittelwert einträgt, so ergibt sich
für Betriebsunfälle ein charak-
teristisches Bild.

Auch die einzelnen *Berufe*
sind bei den Verletzten in un-
gleicher Häufigkeit vertreten.
Etwa 40% gehören holzver-
arbeitenden Berufen an. Darin
sind enthalten 11% Tischler
und 8,5% Zimmerer. Die
Gruppe der ungelernten Arbeiter umfaßt etwa 20%. Hiervon ist sicher ein großer Teil

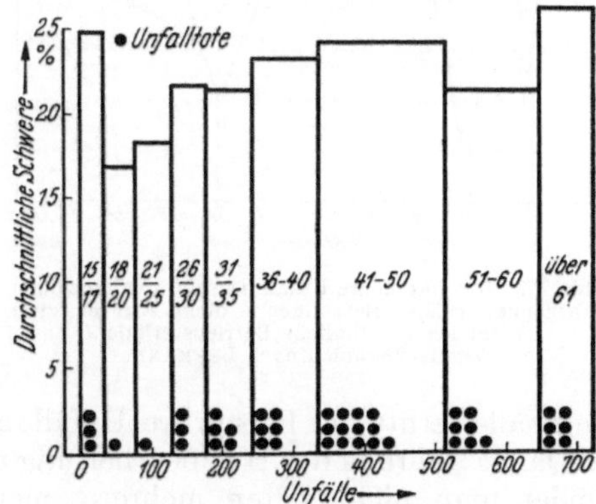

Abb. 24. Zahl und Schwere der entschädigten Unfälle
in den einzelnen Altersstufen.

in holzverarbeitenden Betrieben beschäftigt gewesen, so daß sich die
Gesamtzahl auf 50% erhöht. Die restlichen 50% gehören Berufen an,
die mit der Holzverarbeitung nichts oder nur gelegentlich zu tun haben.

In dieser Gruppe sind die Angehörigen der Landwirtschaft mit 10,3% am stärksten vertreten. Immerhin ist der Anteil der nicht holzverarbeitenden Berufe wider Erwarten hoch. Dieses ist als Folge des so verbreiteten Brennholzsägens mit unzureichenden, zum Teil selbstgebauten, fahrbaren Maschinen anzusehen.

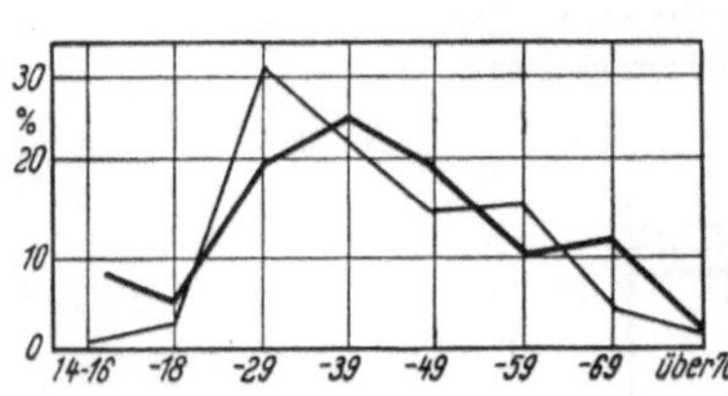

Abb. 25. Anteil der Altersgruppen in % bei den Kreissägenverletzten, verglichen mit den männlichen Unfallverletzten der Holzindustrie (nach TEISL). Sägeverletzte = dicke Kurve.

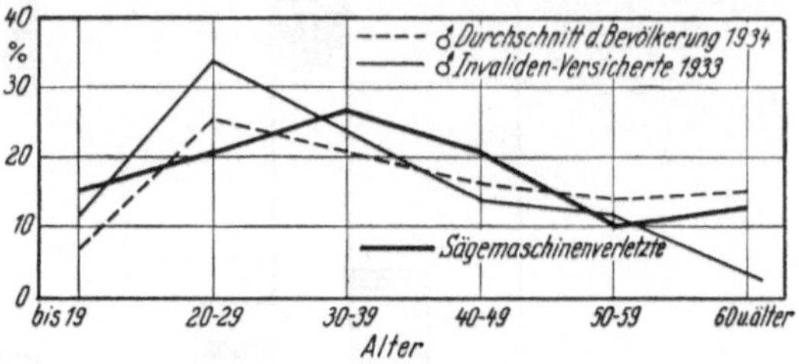

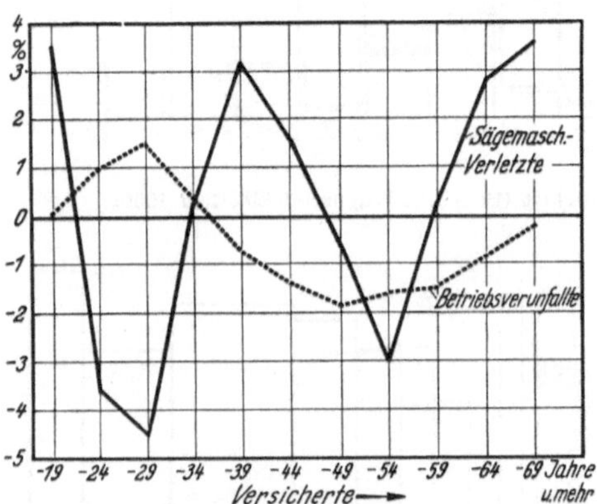

Abb. 26. Prozentuale Verteilung der Altersgruppen bei den Sägeverletzten einer männlichen Durchschnittsbevölkerung und bei männlichen Invalidenversicherten (nach TEISL).

Wird die *berufliche* Gliederung der durch einen Holzrückschlag Verletzten besonders betrachtet, so sind an dieser Unfallart die Berufe der Holzverarbeitung erwartungsgemäß mit 80% am stärksten beteiligt, da der Längsschnitt, der diese Unfallart verursacht, nur bei der Holzaufarbeitung und nicht beim Brennholzsägen vorkommt. Es ergibt sich hieraus, daß die Sägearbeit und besonders das Brennholzschneiden für ungeübte Personen eine beträchtliche Gefahr darstellt. Durch den Holzrückschlag wiederum sind hauptsächlich Tischler und Angehörige der holzbearbeitenden Berufe gefährdet.

Abb. 27. Die besondere Unfallaffinität der einzelnen Jahrgänge: (Sägeverletzungen = dicke Kurve; zum Vergleich gewöhnliche Betriebsunfälle). Vergleichszahlen nach LEYMANN.

Es gibt ohne Fragen einzelne Menschen, die auf Grund ihrer Konstitution besonders zu Unfällen neigen. 7,3% unserer Unfallverletzten hatten vorher schon einen anderen Unfall erlitten, 2,1% schon zwei.

In 3 Fällen erlitt eine Person drei Unfälle an Sägemaschinen. Bei Arbeitern, die lange Jahre in der Holzbearbeitung tätig waren, besonders Tischlern, findet man nicht selten mehrere, meist aber nur geringfügige Sägeverletzungen an den Händen.

F. Die Bedeutung des Maschinentyps für den Unfall. *a) Kreissäge.* Von der großen Anzahl der Maschinentypen ist im wesentlichen von den Verletzten nur die einfache Tischkreissäge verwandt worden. Die Verletzung erfolgte in etwa 90% der Fälle durch das Sägeblatt.

Tabelle 13. *Der Beruf der Sägemaschinenverletzten.*
Fälle der Chirurgischen Klinik Göttingen 1912—1947.

		Alle Unfälle		Unfälle ohne Rückschlag		Rückschlag-unfälle allein	
Gelernte Berufe der Holzverarbeitung	Tischler	11,0		6,6		17,5	
	Zimmerer ...	8,5		11,3		12,2	
	Lehrlinge ...	7,2		8,0		7,5	
	Sonstige	13,1		9,5		17,8	
	Gesamt.....		39,8		35,4		55,0
Ungelernte Arbeiter		22,5	22,5	22,7	22,7	25,0	25,0
Nicht holzverarbeitende Berufe	Landw. Ber..	10,3		13,1		2,5	
	Frauen	2,1		2,6		—	
	Kinder	1,0		1,3		—	
	Sonstige	24,3		24,9		17,5	
	Gesamt		37,7		41,9		20,0
		100%	100%	100%	100%	100%	100%

Tabelle 14. *Unfälle an Kreissägen im Bereiche der Norddeutschen Holzberufs-genossenschaft. Durchschnitt der Jahre 1923—1925.*

Art der Sägen	Unfallstelle	Unfälle			
		gemeldete Zahl	davon entschädigt		töd-liche
			Zahl	v. H.	
Kreissägen einschließlich fahrbarer Brennholzkreissägen	Sägeblatt, Schnittseite	1505	339	26,0	1,7
	Sägeblatt, oberer Teil..	48	16	33,3	—
	Sägeblatt, hinterer Teil (Spalt-Keilseite)	72	19	26,2	—
	Sägeblatt, unter Tisch	23	7	30,4	—
	Zahn- und Kettenräder	4	1	25,0	—
	Sonstiges	202	28	13,8	6
Kreissägen mit verschiebbarem Sägeblatt (Pendel-Kappsägen usw.)	Sägeblatt	57	11	19,3	—
	Riemen	3	1	33,3	—
	Sonstiges	9	2	22,2	—
Zylinder- u. Horizontal-Kreissägen	Sägeblatt	25	7	28,0	—
	Sonstiges	3	1	33,3	—

Wie aus obiger Tabelle ersichtlich ist, spielen alle anderen Unfallstellen nur eine ganz untergeordnete Rolle.

Eine spezielle Unfallart, die in der Aufstellung nicht berücksichtigt wurde, ist der *Unfall durch Holzrückschlag*. Dieser kommt bei den Sägemaschinen nur bei den Kreissägen vor und muß wegen seiner Gefährlichkeit und Häufigkeit besonders besprochen werden. Er entsteht nur beim Längsschnitt und zwar dann, wenn am hinteren Anteil des Sägeblattes die Zähne das Holz erfassen und in Richtung auf den das Holz zuführenden Arbeiter zurückschleudern.

Nicht immer wird das ganze Werkstück zurückgeschleudert, sondern sehr häufig nur angespaltete Splitter oder ausgerissene Äste. Auch an mehrblättrigen Kreissägen kommt diese Unfallart vor. Um den Vorschub zu fördern, werden die hinteren Walzen meist übermäßig angespannt. Hierdurch legen sich die durch den Schnitt freigewordenen schwachen Leisten oder Säumlinge zwischen den hinteren Vorschubwalzen um. Ist nun das Brett bis ans Ende in mehrere Leisten aufgeschnitten, werden die getrennten Leistenenden oder abfallenden Säumlinge zwischen den Sägeblättern eingeklemmt, dabei abgebrochen und zurückgeworfen. Die so zwischen die Sägeblätter eingeklemmten Holzsplitter werden in Drehrichtung mit größter Wucht nach der Einlegeseite geschleudert. Das gleiche kann eintreten, sobald sich im Brett durch Längsrisse Splitter bilden oder durch lose Äste die aufgeschnittenen Leistenenden sich lösen, bevor sie von der hinteren Vorschubwalze erfaßt werden. Besonders gefährdet sind unbekleidete Körperstellen, vor allem das Gesicht mit seinen empfindlichen Sinnesorganen. Schon kleine Holzsplitter können hier, z. B. an den Augen, zu gefährlichen Verletzungen führen. An bekleideten Körperstellen entstehen oft stumpfe Verletzungen, d. h. Verletzungen innerer Organe ohne Perforation der Haut. Das Verhältnis von stumpfen zu penetrierenden Verletzungen betrug bei den untersuchten Fällen 3 : 4. Beispiele:

a) Einem Schlosser, der an einer Kreissäge arbeitete, schlugen infolge Unvorsichtigkeit durch Rückschlag zwei Bretter (6 × 25 × 0,7 cm) an den Kopf. Er war sofort bewußtlos. Bei der Klinikaufnahme 2 Stunden später heftige Schmerzen im rechten Ohr, Ohrensausen und in den Hinterkopf ausstrahlende Schmerzen. An der linken Stirnseite eine mit Holzsplittern verunreinigte Lappenwunde, deren 3 cm breite Spitze in der Stirnmitte liegt. Den unteren Rand bildet die Augenbraue. Die Basis des Lappens in der Schläfengegend ist 6 cm breit. An der rechten Wange vom Mundwinkel ausgehend, den rechten Gehörgang durchbrechend und die Ohrmuschel durchschlagend, findet sich eine tiefe, stark blutende Wunde. Die Parotis ist durchtrennt. Durch den äußeren zerstörten Gehörgang ist das offenliegende Trommelfell zu sehen. Der mittlere und untere N. facialis ist durchtrennt.

b) Beim Brennholzschneiden erfaßte das Sägeblatt ein Brett (33 × 65 cm), das in unzulänglicher Weise über dem Sägeblatt als Schutzvorrichtung mittels eines Nagels an einer herabhängenden Stange befestigt war und schleuderte es dem Arbeiter gegen den Leib. Der Tod trat durch innere Verletzungen sofort ein.

Von der Wucht des Rückschlagen gibt folgender Unfall ein anschauliches Bild:

In einem Sägewerk war ein 46jähriger Webemeister als Hilfsarbeiter mit Brennholzsägen an einer Tischkreissäge beschäftigt. Die Umlaufsgeschwindigkeit des Sägeblattes betrug über 90 m in der Sekunde. Die Abmessungen des aus verwachsenem Lärchenholz bestehenden Brennholzriegels betrugen 1,20 m bei einem Durchmesser von 20 cm, während der Blattüberstand der Kreissäge etwa 22 cm betrug. Als Schutzvorrichtung diente ein Spaltkeil, an dem eine hölzerne Schutzhaube **befestigt** war. Diese war so eingestellt, daß sie den oberen Teil des Zahnkranzes überdeckte, also von dem Tisch knapp über 20 cm entfernt war. Beim Ansetzen des Rundholzes zum Querschnitt wurde der Riegel infolge ungenügender Auflage auf den Tisch vom Blatt herumgerissen. Die Schutzhaube schlug in das Sägeblatt, das infolge seiner überhöhten Schnittgeschwindigkeit diese und den Spaltkeil aus ihren Befestigungen herausriß und gegen die Brust des Mannes schleuderte. Die Verletzung führte wenige Stunden später zum Tode. Um sich von den bei der schlagartigen Berührung durch die Schutzhaube und Sägeblatt auftretenden Kräften ein Bild zu machen sei erwähnt, daß der Keil mit $2^{1}/_{2}$ Zoll starken Schrauben im Spaltkeilträger, der aus Gußeisen bestand und auseinandergerissen wurde, befestigt war.

Zweifelsohne wäre der Unfall vermieden worden, wenn die Kreissäge mit einem vorschriftsmäßigen Schiebeschlitten und einer Haltevorrichtung versehen gewesen wäre.

Wegen seines häufig tödlichen Ausganges ist dieser Unfallart schon immer eine besondere Aufmerksamkeit gewidmet worden. Zu seiner Verhütung ist der *Spaltkeil* mit Abdeckung des oberen Blattanteils vorgeschrieben. Bei Mehrblattkreissägen wird meist eine *Lamellensicherung* angewandt.

Am Spaltkeil befestigte Schutzhauben müssen so ausgebildet sein, daß sie auch beim Lockern der Halteschraube nicht bis in den Zahnkranz abfallen können. Bei der von den Holzberufsgenossenschaften empfohlenen Vorrichtung liegt die Schutzhaube auf dem Nacken des Spaltkeils. Der Spaltkeil selbst ist durch Umwinkeln der Stegenden gegen Herausreißen aus der Befestigung gesichert.

Durch den Spaltkeil, der etwa 1 cm hinter dem Blatt diesem gut anliegt, befestigt und ausreichend dick, d. h. der Stärke des Blattes angepaßt sein muß, wird das Holz nach dem Schnitt auseinandergedrängt und vom Blatt ferngehalten. Die obere Abdeckung des Blattes muß so breit sein, daß eventuell erfaßte Holzstücke dadurch abgefangen werden können. Obwohl der Unfallmechanismus genau bekannt ist, kommen doch immer wieder derartige Unfälle vor. Der Grund hierfür liegt darin, daß vorschriftsmäßige Schutzeinrichtungen nicht vorhanden sind oder vorhandene nicht angewendet werden, daß verwendete nicht vorschriftsmäßig sind oder vorschriftmäßige nicht ausreichen oder nicht anwendbar sind. Am wichtigsten sind Bedienungsfehler aus Fahrlässigkeit oder Unkenntnis, diese führen mit Sicherheit zu einem Unfall.

b) Bandsägen. Durch ihre technische Einfachheit erfreut sich die Kreissäge einer sehr großen Verbreitung. Anders ist es bei der Bandsäge. Ihre Konstruktion ist wesentlich komplizierter und somit teurer. Sie ist daher nur wenig verbreitet und fast nur auf die holzverarbeitenden gewerblichen Betriebe beschränkt. Wie aus nachfolgender Übersicht hervorgeht, entstehen die meisten Verletzungen am Sägeblatt. Alle anderen Unfallstellen treten daneben stark in den Hintergrund.

Tabelle 15. *Unfälle an Bandsägen im Bereiche der Norddeutschen Holzberufsgenossenschaft. Durchschnitt der Jahre 1923—1925.*

Art der Sägen	Unfallstelle	Unfälle gemeldete Zahl	Unfälle davon entschädigt Zahl	Unfälle davon entschädigt v. H.
Bandsägen	Sägeblatt	301	29	9,6
	Sägescheiben	5	2	37,5
	Lauftisch	1	—	—
	Einzugswalzen	—	—	—
	Zahnräder	—	—	—
	Fahren der Sägen	13	1	7,7
	Sonstiges	22	1,0	4,6
Dekupiersägen	Sägeblatt	2	1	28,6
	Kurbel	—	—	—
	Sonstiges	—	—	—

Die meisten Verletzungen betreffen die Hände (Abb. 28). Aber auch Fußverletzungen kommen vor. Dafür folgende Beispiele:

a) Beim Sägen an der Bandsäge wollte ein Zimmerer mit der rechten Hand den linken Anteil eines durchsägten Holzstückes ergreifen, um ihn zu neuem Schnitt hervorzuziehen. Dabei griff er mit dem rechten Handrücken in das Sägeband. Alle Beugesehnen wurden durchtrennt, das Handgelenk eröffnet und der N. medianus durchschnitten.

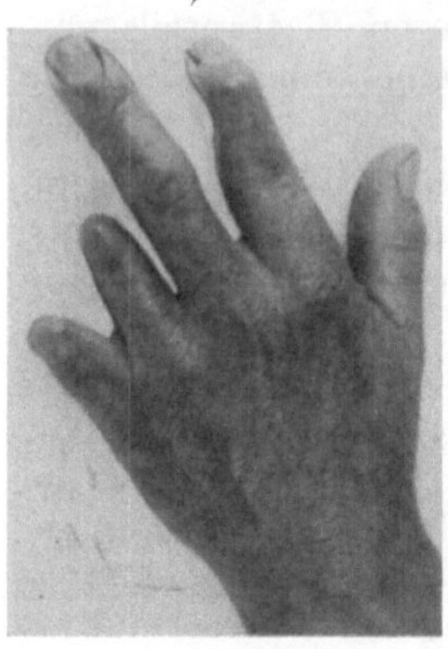 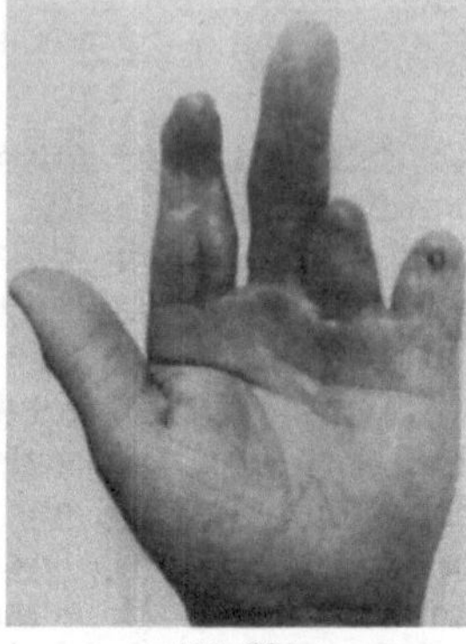

Abb. 28a.   Abb. 28 b.

Abb. 28a und b.   Typische Mehrfingerverletzungen; Wunden p. s. geheilt, ungünstige Funktion.

b) Ein Tischler, der an einer Bandsäge arbeitete, rutschte auf am Boden liegenden Holzstücken aus. Dadurch geriet sein linker Fuß unter den Tisch in das Sägeband. Es wurden alle Strecksehnen des Fußes durchtrennt.

c) Ein Tischlerlehrling wollte mit dem Fuß Sägespäne unter dem Tisch wegschieben. Dabei geriet er mit dem Fuß in das Sägeband. Durchtrennung aller Strecksehnen.

Durch *Betriebsstörungen der Maschinen*, in erster Linie durch Reißen des Bandes entstehen immer wieder charakteristische Unfälle:

a) Ein Tischler hatte eine Bandsäge ohne irgendwelche Schutzvorrichtungen in Betrieb genommen. Insbesondere fehlte die Verkleidung des auf- und ablaufenden Bandes. Auch der Schutzbügel war nicht vorhanden. Durch das plötzliche Reißen des Sägeblattes, bei dem beide Enden des Blattes aus der Maschine herausschlugen, wurden beide das Werkstück haltenden Hände des Tischlers durch das Sägeblatt völlig zerfetzt (Abb. 29).

b) Beim Sägen an der Bandsäge riß das Blatt. Das Ende durchschlug den Korb, traf den Fuß des Arbeiters und verletzte die große Zehe.

c) Bei der Arbeit an einer Brennholzbandsäge löste sich die obere Rolle, fiel auf den Tisch und sprang von da aus dem Arbeiter in die Schambeingegend. Große Platzwunde und Durchtrennung des M. rectus.

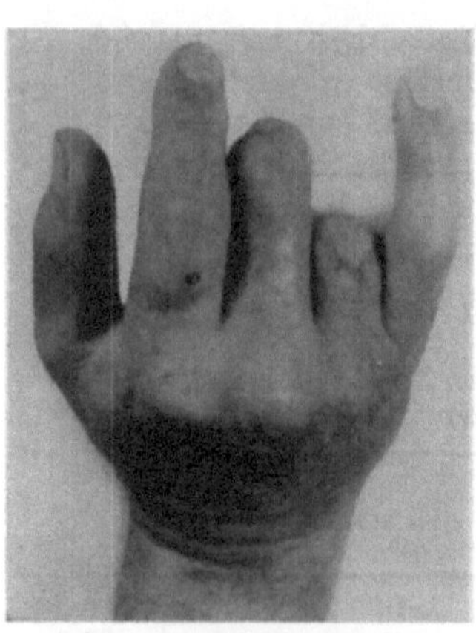

Abb. 29.   Schwere Kreissägenverletzung der rechten Hand, Amputationsstümpfe ausgesprochen berührungsempfindlich.

c) *Gattersägen*. Gatter finden nur in Sägewerken Verwendung. Die Gesamtzahl der in Gebrauch befindlichen Maschinen ist viel geringer als die der Kreis- und Bandsägen. Durch die Mechanisierung des Vorschubes entstehen nur selten Verletzungen, die mit dem Sägevorgang in Zusammenhang stehen. Meist handelt es sich um geringfügige Gelegenheitsverletzungen, die auch nur in 5—10% der Fälle zur Entschädigung führen. Interessant ist folgender Unfall, bei dem es zu einer Augenverletzung kam:

In einem Sägewerk löste sich beim Festschlagen der Keile der Gattersägen ein kleiner Metallsplitter und drang einem Arbeiter ins Auge, vollständiger Verlust der Sehkraft. Solche Unfälle, die sich immer wieder ereignen, deuten auf die Gefahr, die bei dem Umschlagen am Vollgatter auftreten kann. Bei Verwendung von geeignetem zähem Keilmaterial und öfterem Abschmirgeln der Gradbildung lassen sich derartige Unfälle vermeiden. Vor allem darf nicht übersehen werden, daß zum Antreiben der Spannkeile stets ein Keiltreiber Verwendung finden soll.

Beim Arbeiten am Sägerahmen entstehen auch Unfälle durch Herabfallen der nicht gesicherten Riffelwalzen. Besondere Aufmerksamkeit ist der Verankerung des Holzes auf dem Vorschubwagen zu widmen. Durch das Abwärtsreißen der Sägeblätter wird der Stamm über die untere Riffelwalze, wenn diese nicht gegeneinander versetzt stehen, abgewinkelt und das Ende des Stammes aus dem Vorschubwagen heraus- und hochgeschleudert. Bei Verwendung kurzer Stämme ist diese Gefahr wegen ungünstiger Hebelverhältnisse besonders groß. Durch diesen Unfallmechanismus können schwere, meist tödliche Quetschungen der Brust und des Kopfes entstehen.

Der gefährlichste Teil eines Gatters ist ohne Frage das Triebwerk! Dieses befindet sich im Keller und kann von dem oben die Maschine bedienenden Arbeiter nicht eingesehen werden. Immer wieder entstehen hier schwere Unfälle:

a) Ein langjährig erfahrener Maschinenführer hatte die Sägeblätter ausgewechselt und sicherheitshalber den Riemen abgeworfen. Dann ging er daran, im Keller die Schmierstellen abzuschmieren und steckte dabei den Kopf durch die Schwungscheibe. Der hochstehende Rahmen fiel durch die Berührung herunter, da die Bremse nicht angezogen war. Quetschung des Kopfes, sofortiger Tod.

b) Beim Schneiden von Stämmen lief die Führung eines Gatters heiß, so daß die Maschine stehen blieb. Der Arbeiter rückte das Gatter aus, zog die Handbremse an und versuchte die Führung zu lösen. Dabei mußte er sich über den noch eingespannten Sägerahmen beugen. Plötzlich fiel der Gatterrahmen herunter und traf den Kopf. Schädelbruch!

c) Ein Schlosser kontrollierte die Welle. Zur besseren Beobachtung hatte er seinen Kopf durch die Schwungscheibe gesteckt. Weil die Bremse nicht fest genug angezogen war, machte die Welle noch eine halbe Umdrehung, wodurch er schwere Quetschungen am Kopf und Schultern davontrug.

d) Ein Arbeiter hatte den Rahmen des Gatters hochgestellt und die Handbremse an der Schwundscheibe angezogen, um neue Sägeblätter in den Rahmen einzuspannen. Während dieser Arbeit war ein zweiter Arbeiter unbemerkt in den Keller gegangen, um am Schwungzeug zu arbeiten. Aus unbekannter Ursache glitt der Rahmen bei dieser Arbeit langsam nach unten. Dabei wurde der im Keller befindliche Arbeiter zwischen Schwungscheibe und Lenkerstange eingeklemmt und getötet.

e) Ein Arbeiter war damit beschäftigt, die Wellenlager des Gatters im Keller zu ölen. Während dieser Arbeit löste der Gatterführer die Bremse. Der Arbeiter konnte nicht schnell genug seinen Arm zurückziehen und geriet mit dem Unterarm zwischen Schwungscheibe und Lenkerstange. Schwerste Verletzung des Armes und der Hand.

f) Ein 16jähriger Sägewerksarbeiter wollte im Keller die Transmission nachsehen. Dabei kam er einer offen laufenden Kuppelungsmuffe der Transmission zu nahe, wurde von ihr erfaßt und mehrere Male herumgeschleudert. Er erlitt mehrere Knochenbrüche des linken Armes und Beines und verlor das rechte Bein. Ganz abgesehen davon, daß die Wartung der Triebwerke minderjährigen Personen untersagt ist, ist als Unfallursache die unzureichende Verkleidung der Transmissionswelle hervorzuheben. Der Betriebsunternehmer wurde wegen Verstoß gegen die Unfallversicherungsvorschriften mit einer empfindlichen Geldstrafe bedacht.

Zur Vermeidung derartiger Unfälle sind bei Gattern mit unterem Antrieb im Untergeschoß Vorrichtungen anzubringen, durch die sich der mit Schmieren oder Nachsehen der Lager usw. beschäftigte Arbeiter gegen unvermutetes Herabsinken und Ingangsetzen des Gatters sichern kann.

d) Handholzsägemaschinen. Der Unfall an dieser Maschinenart zeigt ein besonderes Gepräge. Durch die Beweglichkeit dieser Maschine ist das Sägeblatt besonders leicht zugänglich. Eine ausreichende Verkleidung des Blattes läßt sich dabei nicht immer erzielen. Beim Tragen und Heben entstehen charakteristische Unfälle. Durch das große Gewicht und die unsymmetrische Schwerpunktslage sinken sie oft ab. Läuft die Maschine dabei, so entstehen auf diese Weise Verletzungen des Bauches und der Oberschenkel (20% der Verletzungen!), oder beim Tragen auf den Schultern des Kopfes und der Brust. Diese Maschinen können auch behelfsmäßig fest eingebaut und somit als stationäre Maschinen benutzt werden.

15% der Handmaschinenunfälle ereignen sich bei dieser Gebrauchsart. Auch die Verwendung des elektrischen Stromes ist gefährlich. Die langen Zuleitungskabel sind oft durch Sägespäne versteckt. Auf diese Weise kommt es immer wieder vor, daß das Kabel angesägt wird. Auf den elektrischen Strom sind 2,5% der Handmaschinenunfälle zu beziehen. Die Schutzvorrichtungen gestalten sich bei diesen Maschinen besonders schwierig. Sie müssen z. B. an der Kreissäge beweglich sein, um nach Beendigung des Schnittes das Blatt sofort abzudecken. Dabei kommt es sehr leicht zu Einklemmungen. Wird nun an der laufenden Maschine versucht, die Störung zu beseitigen, entstehen sehr leicht Unfälle. Auch das Nachlaufen nach Ausschaltung sowie das unvermutete Ein- und Ausschalten ist eine häufige Unfallursache. Da die Handmaschinen in erster Linie auf Baustellen gebraucht werden, treten die hieran erfolgenden Unfälle am stärksten bei den Bauberufsgenossenschaften in Erscheinung.

Tabelle 16. *Anteil der Handsägemaschinenunfälle in %.*

		Bau-B.G. Wuppertal 1950	Nordd. Holz-B.G.		
			1948	1949	1950
Von den Kreissägen- unfällen entfallen	gesamt	6,5	0,36	0,79	
auf die Handkreissäge	entschädigt	4,1	0,17	0,39	
Von den Bandsägen- unfällen entfallen	gesamt	12,0	6,95	7,55	
auf die Handkettensäge	entschädigt	—	8,35	6,25	
auf die Handbandsäge		—	—	0,57	

Tabelle 17. *Übersicht über 300 Verletzungen durch Handholzbearbeitungsmaschinen*
(nach v. CHASSY).

Gesamtsahl der Verletzungen durch Handholzbearbeitungsmaschinen (1 Jahr)	300
Durch Handkreissägen	65%
Durch elektrischen Strom	2,5%
Bei stationärem Gebrauch der Maschinen	15%
Lehrlingsunfälle	25%
Die Verletzungen führten	
zum Tode	3
zu schweren Unterleibsverletzungen	2
zu schweren Oberschenkelverletzungen	35
= 20% aller Handkreissägenverletzungen	
zum Verlust der Hand	3
zum Verlust von 3 Fingern	6
zum Verlust von 2 Fingern	7
zum Verlust von einem Finger	10
zum Verlust von Fingergliedern................................	31

4. Die Klinik und Behandlung des Sägeunfalles und seine versicherungsrechtliche Bedeutung.

Den eigenen Untersuchungen liegen die Unfälle zugrunde, die vom Jahre 1912 bis 1947 in der Chirurgischen Universitätsklinik Göttingen stationär behandelt wurden und die poliklinischen Fälle der Jahre 1946 und 1947. Die durch die Poliklinik gegangenen Unfälle waren im wesentlichen leichterer Natur und konnten ambulant behandelt werden. Nur etwa $^1/_5$ der Durchgangsfälle bedurfte stationärer Aufnahme, die Hälfte davon waren entschädigungspflichtig.

Von 1367 während des Jahres 1946/1947 durch die Chirurgische Universitätspoliklinik Göttingen gegangenen Verletzungen waren 119 an Arbeitsmaschinen entstanden. In dieser Zahl sind 23 Verletzungen durch Kreissägen enthalten. Werden die Verletzungen nach den häufigsten Entstehungsarten geordnet, so entsteht folgende Rangfolge:

Tabelle 18.

Schnittverletzungen	180
Maschinenverletzungen	119
Verbrennungen	100
Quetschungen	80
Schußverletzungen	44
Verkehrsunfälle	40
Beilverletzungen	22
Bißverletzungen	20
Sonstige	329

19,3% der Maschinenverletzungen waren an Kreissägen entstanden. Umgerechnet auf die Gesamtzahl der Verletzungen beträgt ihr Anteil 2,3%, das ist gleichbedeutend mit der drittletzten Stelle. Diese Zahl ist schon, wenn man die Mannigfaltigkeit der in Betracht kommenden Verletzungen berücksichtigt, recht hoch.

Die Bedeutung der Sägemaschinenverletzungen wird dann aber erst richtig klar, wenn man bedenkt, daß $^1/_3$ aller Arbeitsmaschinenverletzungen an Kreissägen entstanden war.

Die Beziehung zu anderen Verletzungsarten veranschaulicht nachfolgende Tabelle, in der die poliklinischen und klinischen Fälle nach Verletzungsursachen geordnet sind. Von den klinischen Fällen wurden im Vergleich nur die Handverletzungen betrachtet.

Tabelle 19.

	Poliklinik 997 Verletzungen	Klinik 519 Verletzungen (nur Hand)
Sägemaschinenverletzungen....	**2,3%**	**16,5%**
Schnittverletzungen	18,1%	4,8%
Bißverletzungen	2,0%	1,0%
Schußverletzungen	4,4%	1,5%
Beilverletzungen	2,2%	3,7%
Quetschungen	8,0%	8,1%
Sonstige	63,0%	64,4%

Aus dieser Tabelle ist zu entnehmen, daß die Häufigkeit und Schwere der poliklinisch behandelten Sägemaschinenverletzungen durch die vielen leichten anderen Verletzungen statistisch nicht so in den Vordergrund tritt. Diese vielen kleinen Unfallverletzungen bedürfen keiner klinischen Behandlung. Die Kreissägenverletzungen treten daher in ihrer Schwere in den klininisch behandelten Fällen stärker hervor. Vergleicht man die Lokalisation der verschiedenen Verletzungsarten, so ergeben sich folgende Verhältnisse:

Tabelle 20.

	Kopf	Rumpf	Arm	Bein	Hand	Fuß
Allgemeine Verletzungen	16,2	2,9	7,5	7,7	58,9	6,8
Alle Sägemaschinenverletzungen ...	9,8	9,8	3,6	1,1	69,2	6,5

Gleiche Verhältnisse zeigt auch nachfolgende Übersicht, in der neben der Lokalisation der Maschinentyp und der Anteil der entschädigten Unfälle berücksichtigt sind. Grundsätzlich sind alle Körpergegenden gefährdet, *jedoch entfallen 70% der Verletzungen auf die Finger; werden Hand und Arm mitberücksichtigt, so sind es sogar fast 90%.* Durch die Kreissäge sind in erster Linie die Finger der linken und durch die Bandsäge die der rechten gefährdet.

Wird bei den gleichen Unfällen die Art der Verletzung untersucht, so zeigt sich, daß für Band- und Kreissäge in gleicher Weise Schnitt- und Rißwunden am häufigsten sind, wobei die Schnittwunde die weniger gefährlichere ist.

Werden bei den Sägemaschinenverletzungen die Rückschlagverletzungen besonders berücksichtigt, so ergeben sich folgende Zahlenverhältnisse (Tabelle 23, Seite 46).

Tabelle 21. *Lokalisation der Verletzung (Bau-B.G. Wuppertal 1950).*

	Kreissägen		Bandsägen		Gatter und Sonstige	
	gemeldet %	entschädigt %	gemeldet %	entschädigt absolut	gemeldet absolut	entschädigt absolut
Kopf	0,42		2,13		1	
Gesicht	1,68					
Auge	2,09	2,7	4,26			1
Nase	0,63	—				
Schlüsselbein		1,37				
Rippen	0,21					
Brust	1,04					
Becken	0,21					
Bauch	0,63					
Geschlechtsorgane	0,21					
Oberarm re.	0,63					
Oberarm li.	0,42	1,37				
Unterarm re.	1,68	1,37	2,13	1	1	
Unterarm li.	0,42					
Hand re.	7,84	9,59	2,13		2	
Hand li.	7,63	9,59	6,38		1	
Finger re.	30,54	27,39	38,29	1	2	
Finger li.	38,17	35,69	34,03		1	
Oberschenkel re.	1,68		4,26			
Oberschenkel li.	0,42		2,13			
Knie re.	0,21					
Knie li.			2,13			
Unterschenkel re.	0,21					
Unterschenkel li.	0,21					
Fuß re.			2,13			
Fuß li.	0,21					
Zehen re.	0,42					
Zehen li.	0,42					
Darm	0,21					
sonstige äußere Organe	0,42					
sonstige innere Organe	0,21					
mehrere Körperteile	2,09	10,96				
Gesamtzahl	479	73	50	2	2	1

Es zeigt sich also, daß durch *Sägemaschinen in erster Linie Handverletzungen durch Blattberührung entstehen. Die Verletzungen an Kopf und Rumpf sind typisch für den Holzrückschlag.* Arm, Bein und Fuß treten als Lokalisation in beiden Gruppen sehr stark in den Hintergrund.

Wird die Verteilung der Verletzungen der Extremitäten im Hinblick auf rechts und links untersucht, ergeben sich folgende Zahlen (Tabelle 24, Seite 46).

Es ergibt sich bei der Verteilung auf rechts und links zwischen den allgemeinen und den Sägemaschinenverletzungen fast kein Unterschied. Die Verletzungen der linken Hand überwiegen die der rechten bei beiden Gruppen, jedoch ist das Ausmaß bei den Sägeverletzungen viel geringer.

Die Differenz in der Lokalisation erklärt sich aus der verschiedenen Funktion der einzelnen Hände bei der Arbeit und aus dem Überwiegen der Kreissägeunfälle. Die linke Hand hat meistens einen passiven,

Tabelle 22. *Art der Verletzung (Bau-B.G. Wuppertal 1950).*

	Kreissäge		Bandsäge		Gatter und Sonstige	
	gemeldet %	entschädigt %	ge-meldet %	ent-schädigt %	ge-meldet %	ent-schädigt %
Bluterguß	0,84					
Blutvergiftung						
Entzündung	0,21		2			
Erschütterung			2			
Hautabschürfung	0,42		4			
Knochenabsprengung	0,21					
Knochenbruch	2,30	21,92	2			
Knocheneinbruch	0,42					
Knochenriß						
Muskelzerrung	0,21					
Nagelabriß					1	
Nasenbeinbruch	0,21					
Prellung	3,14				1	
Quetschung	1,05	1,37	4		2	
Rißwunde	11,30	15,07	8	1		
Riß innerer Organe	0,21					
Schnitt	38,80	9,59	40		1	
Splitter	1,05	1,37	2		1	1
Stichwunde	0,21					
Verbrennung	0,21		4			
Verlust teilweise	10,06	4,11	4		1	
Verlust völlig	1,05	2,74				
Verrenkung	0,21					
Weichteilverletzung	13,86		20		1	
Mehrere Verletzungen	5,87	32,50	4	1	1	
Sonstige Verletzungen	7,56	12,33	4			
Gesamtzahl	479	73	50	2	2	1

Tabelle 23.

	Kopf	Rumpf	Arm	Bein	Hand	Fuß
Sägemaschinenverletzungen ohne Rückschlag	0,8	1,4	3,4	1,3	85,0	8,1
Rückschlagverletzungen	46,4	47,6	3,0	—	3,0	—

Tabelle 24.

	Links		Rechts	
	Sägemaschinen	Allgemeine	Sägemaschinen	Allgemeine
Arm	40,0	51,5	60,0	48,5
Hand	52,5	58,6	47,5	41,4
Bein	50,0	46,5	50,0	53,5
Fuß	58,5	51,7	41,5	48,3

haltenden oder führenden Charakter, während der rechten Hand Kraft- und Geschicklichkeitsleistungen zukommen.

A. Hand- und Fingerverletzungen. Die häufigsten Verletzungen betreffen die Hände und die Finger. Die nachfolgenden Übersichten stellen die Kombinationsformen dar, die dabei beobachtet werden konnten. Es werden die Verletzungs- und die Amputationstypen einander gegenübergestellt (Tab. 25).

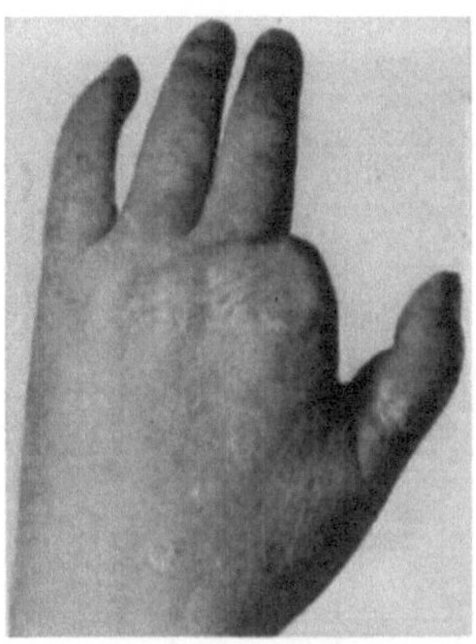

Abb. 30. Typische 1-Fingerverletzung. Plastische Deckung. Gute Funktion.

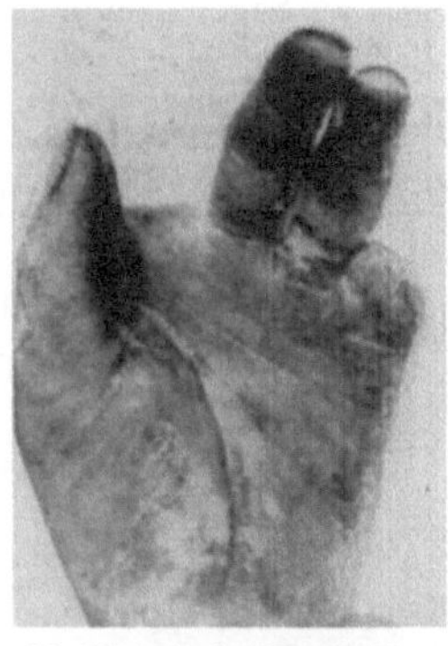

Abb. 31. Primäre Wundheilung nach Tangentialverletzung 2. und 5. Finger. Zustand 14 Tage nach dem Unfall.

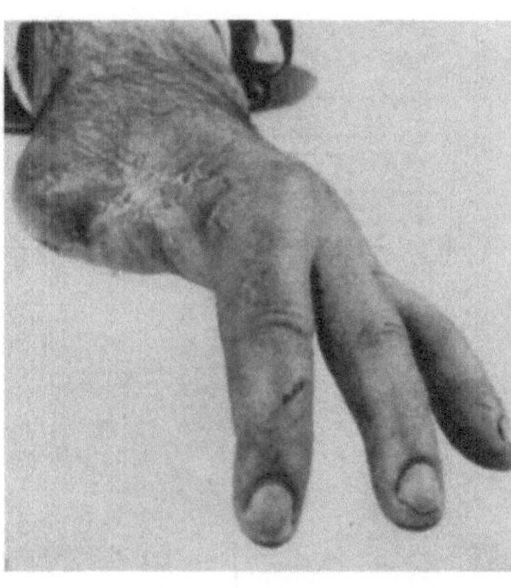

Abb. 32. Zustand nach schwerer 2-Fingerverletzung, Faustschluß stark behindert.

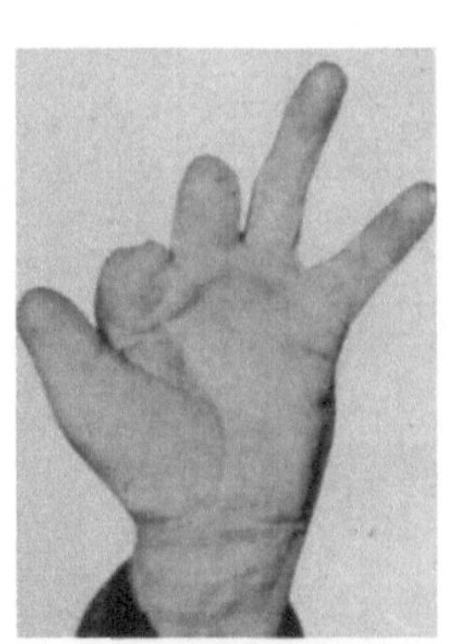

Abb. 33. Fingerverlust in ununterbrochener Reihe, Zangenfunktion erhalten.

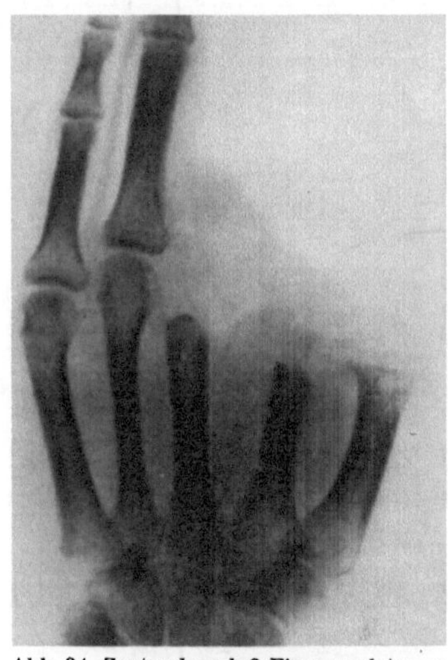

Abb. 34. Zustand nach 3-Fingerverletzung in ununterbrochener Reihe.

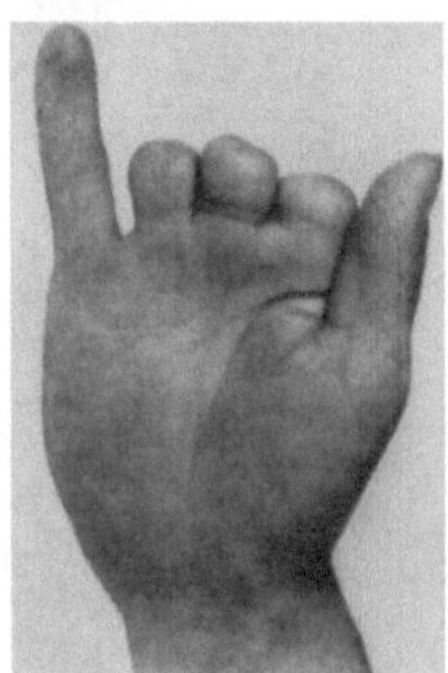

Abb. 35. Typische Mehrfingerverletzung in ununterbrochener Reihe, Zeigefinger hauptsächlich befallen. Mittelfingerstumpf sehr druckempfindlich.

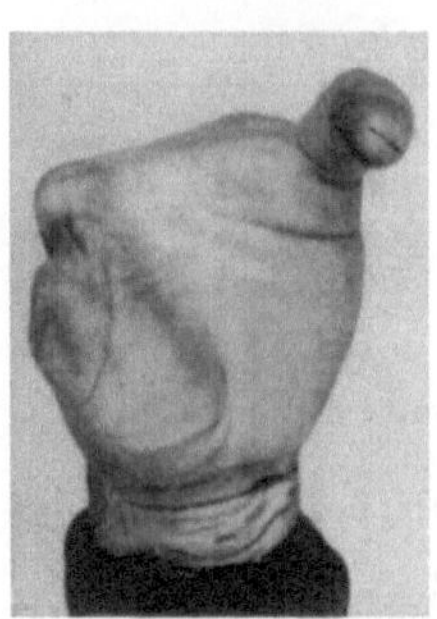

Abb. 36 a.

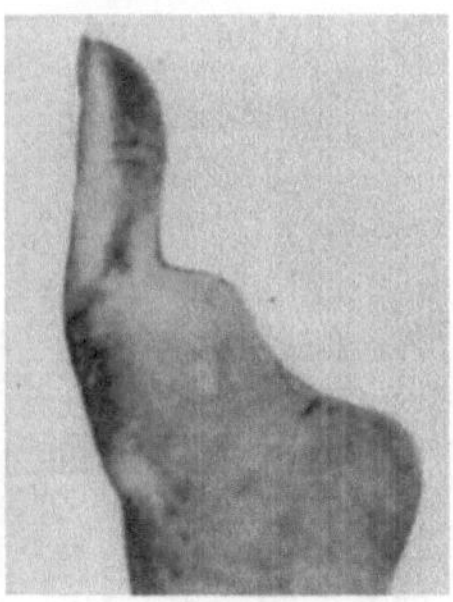

Abb. 36 b.

Abb. 36a und b. 4-Fingerverletzungen, geringe Haken- bzw. Greiffunktion erhalten.

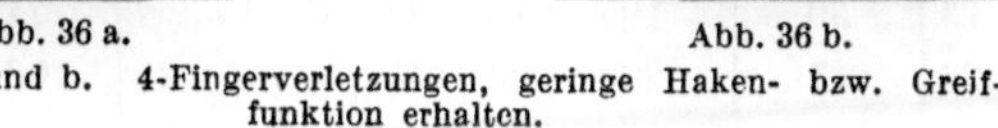

Abb. 37. Totalverlust sämtlicher Finger, Daumendefekt durch Weichteillappen aus der Bauchhaut gedeckt. Ungünstige Behaarung und Pigmentierung, noch fehlende Neurotisierung.

Tabelle 25. *Fingerverletzungen.*

Einfingertyp

	Verletzungstypen						Amputationen					
	1.	2.	3.	4.	5.		1.	2.	3.	4.	5.	
li.	6	7	9	7	7	36	6	6	5	6	6	29
re.	7	9	10	3	4	33	6	8	6	4	1	25
Gesamt	13	16	19	10	11	69	12	14	11	10	7	54

Zweifingertyp

	1. 2.	2. 3.	3. 4.	4. 5.		1. 2.	2. 3.	3. 4.	4. 5.	
li.	1	1	2	3	7	3	3	1	3	10
re.	2	3	—	—	5	1	1	1	—	3
Gesamt	3	4	2	3	12	4	4	2	3	13

	1. 3.	2. 4.	3. 5.	1. 4.	2. 5.	1. 5.		1. 3.	2. 4.	3. 5.	1. 4	2. 5.	1. 5.	
li.	—	2	—	—	1	1	4	—	2	—	—	—	1	3
re.	—	2	—	—	—	—	2	—	2	—	—	—	—	2
Gesamt	—	4	—	—	1	1	6	—	4	—	—	—	1	5

Dreifingertyp

	1.—3.	2.—4.	3.—5.		1.—3.	2.—4.	3.—5.	
li.	2	2	—	4	1	—	1	2
re.	2	1	1	4	1	2	—	3
Gesamt	4	3	1	8	2	2	1	5

	1.3.4.	2.4.5.	1.2.4.	1.4.5.	1.2.5.		1.3.4.	2.4.5.	1.2.4.	1.4.5.	1.2.5.	
li.	—	—	1	—	—	1	—	—	—	—	—	—
re.	—	1	—	1	—	2	—	1	—	—	—	1
Gesamt	—	1	1	1	—	3	—	1	—	—	—	1

Vierfingertyp

	1.—4.	2.—5.	1.3.4.5.	1.2.4.5.		1.—4.	2.—5.	1.3.4.5.	1.2.4.5.	
li.	2	6	2	2	12	—	5	—	2	7
re.	3	2	—	—	5	2	1	—	1	4
Gesamt	5	8	2	2	17	2	6	—	3	11

Fünffingertyp

	1.—5.		1.—5.	
li.	—	—	—	—
re.	4	4	3	3
Gesamt	4	4	3	3

	Summe der Verletzungen an den einzelnen Fingern							Summe der Amputationen an den einzelnen Fingern					
	1.	2.	3.	4.	5.	Gesamt Fälle	Gesamt Wunden	1.	2.	3.	4.	5.	Gesamt
li.	17	27	26	29	22	67	121	13	22	16	20	18	89
re.	19	29	26	18	13	50	105	13	23	17	17	7	77
Gesamt	36	56	52	47	35	117	226	26	45	33	37	25	166

Bei den Fingerverletzungen treten Einfingerverletzungen am häufigsten auf. Als nächste folgen Zwei- und Fünffingerverletzungen (Abb. 38). Bei den Mehrfingerverletzungen ist die Verletzung einer ununterbrochenen Fingerreihe häufiger als einer unterbrochenen. Eine unterbrochene Reihe entsteht dadurch, daß während der Verletzung die Finger in verschiedenem Maße gebeugt waren oder die Hand noch drehende Bewegungen ausführte. Sehr häufig findet man Verletzungen, die zunächst einem Finger nur wenig schaden, dann aber in der Nähe des Grundgelenkes tief in die Hand einschneiden. Bei Einfingerverletzungen wird der Mittelfinger am häufigsten verletzt. Dann folgen in der Reihe der Häufigkeit Zeigefinger, Daumen, Klein- und Ringfinger. Bei diesen Lokalisationsarten zeigen sich keine Unterschiede zwischen rechts und links. Eine weitere typische Verletzung ist bei den Zweifingerverletzungen die Kombination Zeigefinger — Mittelfinger. Mehrfingerverletzungen schließen häufig den Daumen ein. Die vom Zeigefinger ausgehenden, sich über andere Finger erstreckenden Verletzungen sind charakteristisch für die Mehrfingerverletzungen. Eine primäre Totalabtrennung von Fingern kommt nur in 14,7% der Fälle vor. Sehr häufig wird der Knochen und die Sehne durchtrennt und

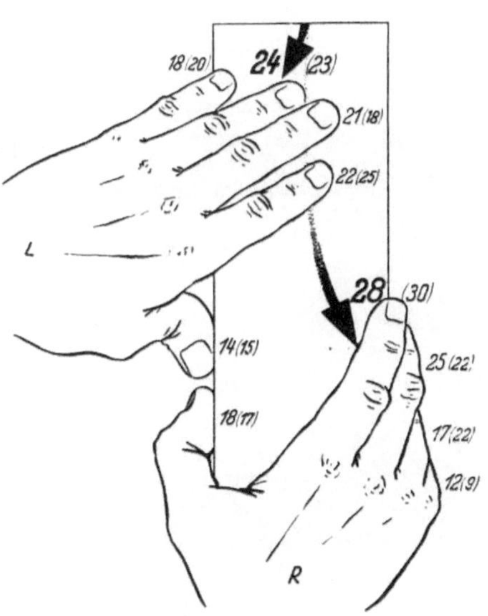

Abb. 38. Die Häufigkeit der Verletzungen der einzelnen Finger (%) dargestellt an Händen in Arbeitshaltung, Amputationen in Klammern. Die dem Blatt am meisten zugewandten Finger werden am häufigsten betroffen.

das Glied hängt noch an einer schmalen Hautbrücke, die jedoch zur Erhaltung des Gliedes nicht ausreicht. Meist setzt das Sägeblatt so große Rißwunden, daß eine strenge Trennung nach isolierten Knochen-, Sehnen-, Sehnenscheiden- oder Gelenkverletzungen nicht durchführbar ist.

1. *Die Querverletzungen.* 71,5% der Handverletzungen sind Querverletzungen, wobei zu unterscheiden ist zwischen Verletzungen der Handfläche und des Handrückens, die dorsalen zu den volaren verhalten sich wie 1:2. Bei den dorsalen ist das Verhältnis links zu rechts wie 3:1, bei den volaren wie 1:2,1. Dieses Überwiegen der Handrückenverletzungen an der linken und der Hohlhandverletzungen an der rechten Hand erklärt sich aus der Stellung des Arbeiters an der Maschine. In allen Fällen, in denen wegen der Länge der Werkstücke kein direktes Stehen vor der Mitte möglich ist, tritt der Arbeiter links neben das Werkstück. Durch diese Drehung erhält die rechte Hand die Hauptvorschubs-

funktion, während die linke mehr eine Steuerung übernimmt. In dieser Stellung steht die rechte Hand hauptsächlich mit der Hohlhand und die linke mit dem Handrücken dem Sägeblatt zugewandt. Da der Anschlag sich fast nur rechts befindet, erfordert die Arbeit mit Anschlag die gleiche Stellung. Viele Maschinen für Sonderzwecke sind so konstruiert, daß nur ein Arbeiten in dieser Stellung möglich ist (Zylindersägen u. a.).

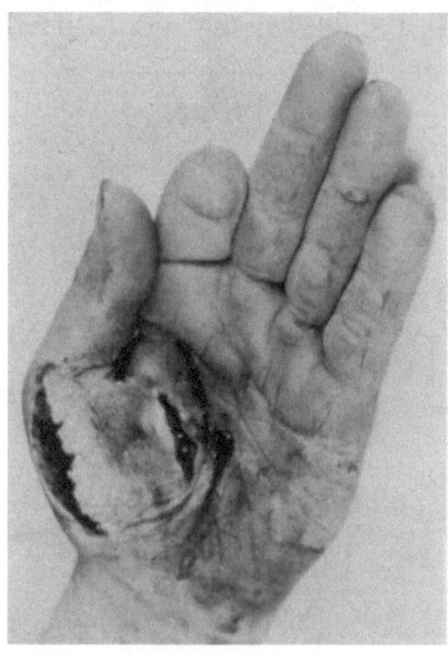

Abb. 39. Querverletzung des Daumenballens durch Unachtsamkeit bei laufender Maschine. Zeigefingerverlust durch früheren Sägeunfall.

Beispiel: Ein Tischler geriet mit der linken Hand in eine Kreissäge. Der linke Zeigefinger wurde im Mittelglied völlig, an Mittel- und Ringfinger die Beugesehnen und der kleine Finger am Grundglied bis auf eine dorsale Hautbrücke durchtrennt. Exartikulation des Zeigefingers im Mittelgelenk, des kleinen Fingers im Grundgelenk. Am Mittel- und Ringfinger Sehnennähte, Heilung p.p. Entlassung nach 11 Tagen. Gutes funktionelles Resultat.

2. *Die Längsverletzungen*. Die Längsverletzungen machen 18,8% aus. Linke und rechte Hand sind im Verhältnis 1 : 1 beteiligt. Bei den Längsverletzungen dringt das Sägeblatt zwischen zwei Fingern in die Hand ein. Meist wird ein Finger und durch Abbiegen der Hand der Mittelhandknochen des benachbarten Fingers verletzt. Am häufigsten dringt das Sägeblatt zwischen ersten und zweiten bzw. zweiten und dritten Finger ein, an der rechten Hand mehr zwischen 1 und 3, an der linken Hand mehr zwischen 2 und 3. Verletzungen zwischen 3 und 4 sind selten, zwischen 4 und 5 wurden nicht beobachtet (Abb. 40 a und b).

Beispiel: Ein Gespannführer geriet mit der linken Hand in eine Kreissäge. Der Mittelfinger ist an der Medialseite aufgeschnitten, am Zeigefinger ist das Grundgelenk eröffnet und das Köpfchen des Mittelhandknochens zersplittert, bis zum Daumenballen zieht eine tiefe Weichteilwunde. Amputation des Zeigefingers und des Endgliedes des Mittelfingers, Revision der Daumenballenwunde. Heilung pp. und Entlassung nach 12 Tagen. Greiffähigkeit gut erhalten.

3. *Die Tangentialverletzungen*. 6,1% sind Tangentialverletzungen. Sie können dorsal und volar vorkommen und nur die Haut oder auch Sehnen und Knochen verletzen.

Beispiele: a) Ein Arbeiter geriet mit dem linken Handrücken in die Kreissäge. Großer Hautdefekt. Die Strecksehnen der 4 Finger liegen frei. Zeigefinger im Mittelgelenk, Mittelfinger im Mittel- und Grundgelenk und Ringfinger am Grundgelenk eröffnet. Amputation des Zeigefingers im Mittelgelenk. Schienung des dritten und vierten Fingers. Heilung des Hautdefektes nach Thierschlappentransplantation.

b) Ein Arbeiter wollte bei einer laufenden Säge über das Blatt fassen. Großer Hautdefekt in der Hohlhand. Der Zeigefinger hängt an einer dorsalen Hautbrücke, desgleichen der Daumen. Beugesehnen des 2., 3. und 4. Fingers verletzt, Metacarpus 2 frakturiert, Navikulare und Capitatum verletzt, Arteria radialis zerstört. Absetzen des Daumens an der Handwurzel und des Zeigefingers mit dem Köpfchen des Metacarpale 2. Plastik mit Finger- und Daumenhaut. Im Verlaufe der Behandlung wurde die Haut nekrotisch. Das Endglied des 4. und

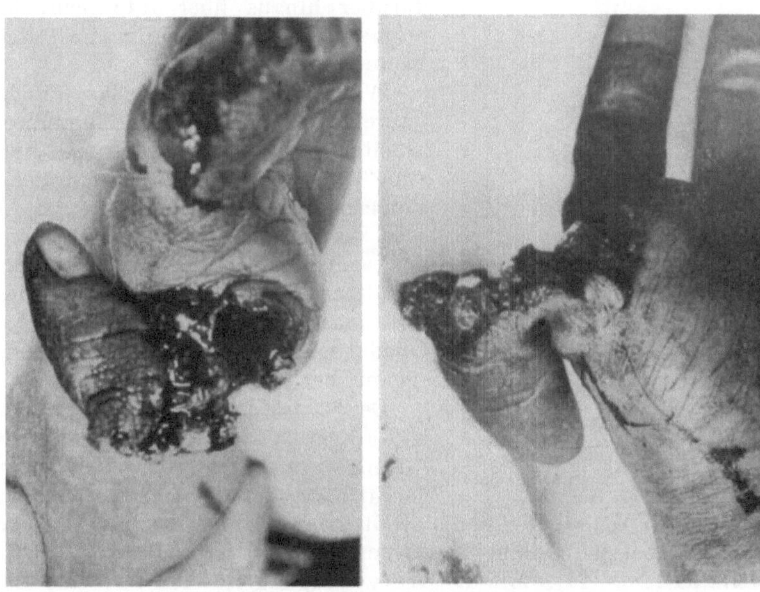

Abb. 40a und b. Längsverletzung des Daumens. Nur noch kleine Hautbrücke erhalten, Daumen nach primärer Versorgung wieder angeheilt.

5. Fingers sowie der 3. Finger wurden kalt und schwarz. Ablatio zweifingerbreit oberhalb des Radiocarpalgelenkes.

4. *Abrollungsverletzungen.* In 3,6% der Fälle entsteht eine komplizierte Wunde dadurch, daß die Hand während der Verletzung abrollende Bewegungen ausführt.

Beispiel: Ein Schreiner geriet mit der linken Hand in eine Kreissäge. Zertrümmerung des Endgliedes des linken Daumens, Zerfetzung der Beugeseite des Grundgliedes des zweiten Fingers und der Streckseite des Grundgliedes des vierten Fingers. Über den Handrücken zieht eine Weichteilwunde bis in den basalen Teil des Kleinfingerballens der Hohlhand. Amputation des Endgliedes des Daumens. Sehnennaht am Zeigefinger. Wundrevision. Heilung p.p.

Der Sägeunfall ist, wie wir gesehen haben, *vorwiegend ein Unfall der Hand!* Sägeverletzungen gehen meistens mit schweren Zerstörungen und Zerreißungen einher und damit werden für ihre Behandlung die Gesichtspunkte der *modernen Handchirurgie* in ihrer Gesamtheit maßgebend. Die besondere Rolle, welche die Hand im Alltag des Lebens einnimmt, ist erst in den letzten Jahren stärker als zuvor erkannt und gewürdigt worden. In den USA, den skandinavischen Ländern und der Schweiz wurde die Handchirurgie im Zuge der Fortentwicklung dieser An-

schauungen zu einem Sonderfach erhoben, eigene Handhospitäler wurden
eingerichtet. Die früher oft geübte Unsitte, Wundversorgungen der Hand
gerade den jüngsten Assistenten als „chirurgische Lernfälle" zu überlassen, ist heutzutage nicht mehr zu verantworten. Wer Handchirurgie
treiben will, muß nicht nur die Grundlagen der „allgemeinen", der
„großen", „mittleren" und „kleinen" Chirurgie beherrschen, er muß
darüber hinaus über gute neurochir-
urgische, orthopädische und plastische
Kenntnisse verfügen.

Während man noch vor einigen
Jahren, getrennt nach Hand- und Kopf-
arbeitern (zur Verth, Krömer) „wertvolle", „unwichtige" und „hinderliche"
Fingerpartien unterschied und die An-
sicht vertrat, daß mit der Amputation
am schnellsten funktionell günstige
Resultate erreicht werden könnten,
steht man heute der Opferung weiterer
Gliedabschnitte viel zurückhaltender
gegenüber.

Der funktionelle Wert der Hand
und Finger ist zweifellos in besonderem
Ausmaße abhängig von den Narben-
verhältnissen und diese wieder sind

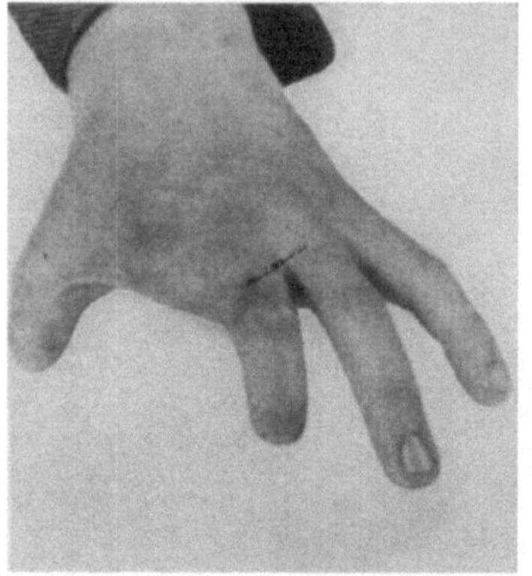

Abb. 41. Funktionsstörende Narbe der
Schwimmhaut zwischen Daumen und
Zeigefinger; Mittelfinger im Mittel- und
Endgelenk versteift. Korrektur abgelehnt.

abhängig vom Wundheilverlauf. Heilt an der Hand oder den Fingern
eine Wunde per sekundam intentionem, so sind störende Narben un-
ausbleiblich (Abb. 41). Mit der Erstversorgung ist oft schon das end-
gültige Schicksal einer verletzten Hand entschieden (Düben). Aus
praktischen Gründen kann selbstverständlich nicht jeder Handunfall
von einem vorgebildeten „Spezialisten" behandelt werden, auf der anderen Seite sind jedoch einige besondere Behandlungspunkte stärker
herauszustellen, da jeder Verletzungsfall möglichst in einer Hand bleiben
sollte. Die Chirurgie der Hand ist die Chirurgie des Details! Man muß
sich also zu jeder Versorgung genügend Zeit lassen. Die Handverletzung
ist kein untergeordneter Versorgungsfall, eine sachgerechte chirurgische
Behandlung einer schweren Verletzung nimmt im allgemeinen mehrere
Stunden in Anspruch. Als erster Grundsatz ist festzuhalten, daß möglichst wenig Gewebe bei der Versorgung zusätzlich geschädigt wird. Die
„atraumatische Technik", wie Bunnell sie nennt, beruht auf der Erfahrung, daß die übliche chirurgische Technik für die hochspezialisierten
Gewebsformationen der Hand im allgemeinen zu grob ist. Würde man
die gleichen technischen Prinzipien, die man z. B. in der Bauchchirurgie
anwendet, der Hand zumuten, sind schwere Wundheilungsstörungen,
Ödeme und Stauungen und damit später Verlötungen und Verklebungen
des Gleitgewebes und Narben die Folge. Die zweite Grundregel ist
die, grundsätzlich in Blutleere zu operieren. Nur so ist eine genaue
Übersicht über die Art der Schädigungen möglich, nur so kann ein
genauer operativer Plan aufgestellt und durchgeführt werden. Die Be-

denken, die man früher einer längeren Blutdrosselung entgegenbrachte, bestehen nach neueren Erfahrungen nicht zu Recht. Es genügt im allgemeinen zum blutleeren Arbeiten der Blutdruckapparat mit einem Druck von 250—300 mm Hg. Man kann so ruhig 2 Stunden arbeiten, ohne daß die Gefahr einer Lähmung bzw. von Ausfallserscheinungen besteht. Die Hg-Säule wird vom Narkotiseur mitüberwacht. Beim einzelnen Finger genügt zur Blutleere ein um die Basis gelegter Katheter, der mit einer Klemme fixiert wird. Nach Abnahme der Blutleere sind die Wundflächen für 2 bis 3 Minuten mit heißer Kochsalzlösung zu komprimieren und dann ein sachgerechter, nicht schnürender Verband anzulegen. Die Hand ist hochzulagern oder an einen „Galgen" aufzuhängen. Postoperative Ödeme führen zu Verlötungen des Gewebes und Narben-

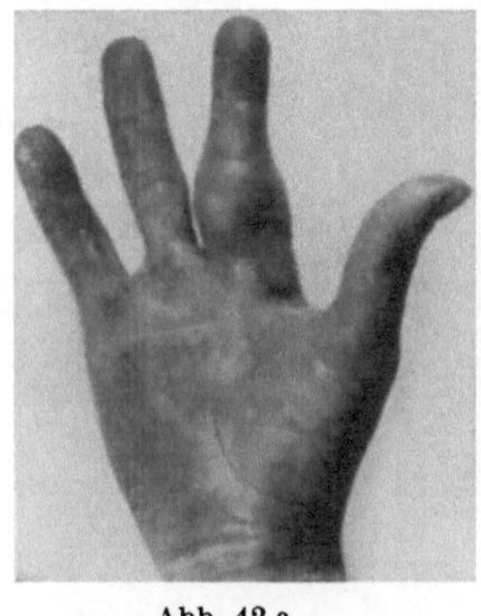 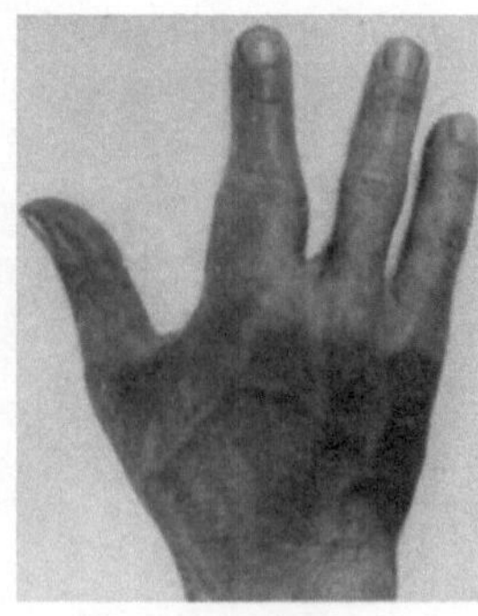

Abb. 42 a.   Abb. 42 b.

Abb. 42a und b. Längsverletzung mit Verlust des Zeigefingers, dessen volare Hautfläche zur Deckung eines Defektes am Mittelfinger benutzt wurde.

bildungen! Bei den Wundversorgungen der Hand und Finger müssen die Instrumente häufig gewechselt und es muß immer wieder frisch abgedeckt werden. Die Wundränder und der Wundgrund sind sparsam, aber sorgfältig zu exzidieren. Anstatt Pinzetten sind feinzinkige Häkchen zu benutzen, Naht- und Unterbindungsmaterial ist sparsam zu verwenden. Als Nahtmaterial wird Catgut von vielen Seiten völlig abgelehnt. Gut bewährt haben sich Zwirn, Seide oder allenfalls Stahldraht, die sehr wenig gewebsreizend sind. Gewöhnliche Péans sind durch zarte Mosquitoklemmen zu ersetzen; es sind lediglich die Gefäßlumina fein und genau zu fassen und mit dünnem Unterbindungsmaterial zu versorgen. Sind entlastende Inzisionen erforderlich, so sind sie den natürlichen Spaltlinien der Haut anzupassen, die Beugefalten dürfen nicht überquert oder gekreuzt werden. Zusätzliche Verletzungen von Nervengewebe müssen unbedingt vermieden werden. Die früher häufig vernachlässigten Nervennähte werden heutzutage bereits bei der Erstversorgung gelegt. Die Chancen einer derartigen primären Nervennaht mit feinster Gefäßseide sind trotz der kleinen Dimensionen relativ günstig. Sind die Defekte zu groß, sind die Nervenenden zu adaptieren und durch einen Sekundäreingriff zu versorgen, denn es kommt ja nicht darauf an, nur die Glieder rein anatomisch, sondern auch in guter Funktion zu erhalten. Deshalb muß die Sensibilität gewahrt sein. Eine Fingerbeere ohne Tastempfindung ist praktisch wertlos. Auf einzelne Fragen der Technik, insbesondere der primären und sekundären Sehnen- und Knochennaht, soll hier nicht näher eingegangen werden, sie sind in den

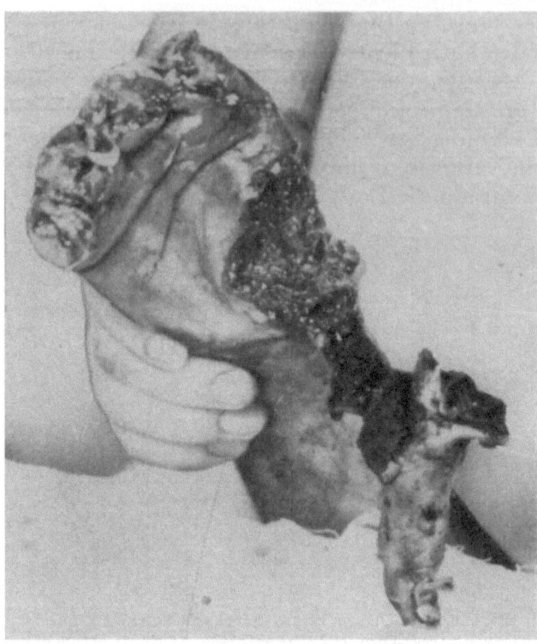

Abb. 43 a

einschlägigen Monographien (BUNNELL, BUFF, HERLYN u. a.) eingehend gewürdigt.

Ganz allgemein muß jedoch darauf hingewiesen werden, daß eine Infektion und damit eine beeinträchtigende Narbe nur durch eine spannungslose Hautnaht erreicht werden kann. Deshalb sind bei der Erstversorgung alle Möglichkeiten des plastischen Ersatzes, sei es durch Anwendung freier Transplantate (THIERSCH, WOLFE-KRAUSE, REVERDIN), Verschiebung gestielter Lappen aus der Umgebung (GEISSEN-

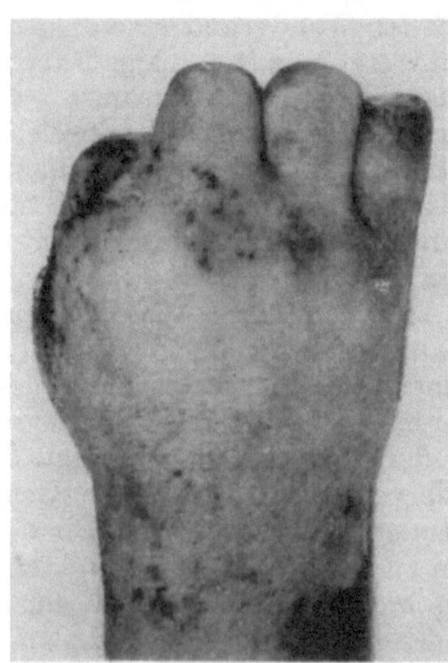

Abb. 43 b.

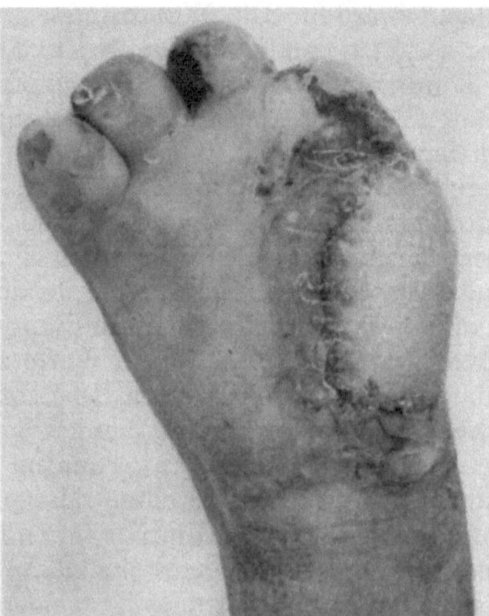

Abb. 43 c.

Abb. 43 a—c. Schwere 5-Fingerverletzung an der Kreissäge, Radialseite der Hand aufgerissen. Guter Erfolg der primären Versorgung, Deckung des radialen Defektes durch Weichteillappen aus der Bauchhaut.

DÖRFER, LAHEY, BUFF, DÜBEN) oder vom anderen Unterarm aus-
schöpfen, um zu guten und belastungsfähigen Fingerstümpfen zu
kommen. Die Anwendung gestielter Hautfettlappen aus dem Bauch bzw.
von Rundstiellappen usw. kann je nach Situation erwogen werden. Der
primäre Hautverschluß ist die beste Infektionsvorbeugung! Von der
örtlichen Anwendung von Antibioticis, von der man sich eine Zeitlang
sehr viel versprach, ist man wieder abgekommen. Antibiotika können
im Gegenteil Reizeffekte und Fremdkörperwirkungen auf das Gewebe
ausüben. Sie sollten weder flüssig, noch als Puder, geschweige denn
in Salbenform gegeben werden, insbesondere nicht dort, wo das
Gleitgewebe verletzt
war. Hingegen ist
die Anwendung von
Antibioticis in oraler
oder parenteraler
Form durchaus ge-
rechtfertigt, darf je-
doch nicht dazu ver-
führen, die nötige
Sorgfalt bei der Aus-
schneidung der Wun-
den und ihrer chir-
urgischen Versorgung
außer acht zu lassen.

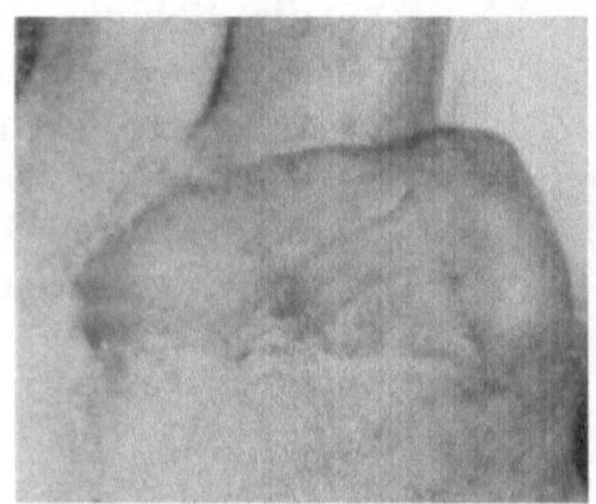

Abb. 44. Zustand nach Verlust des Zeigefingers, dessen erhaltene Volarfläche zur Deckung eines Handrückendefektes benutzt wurde.

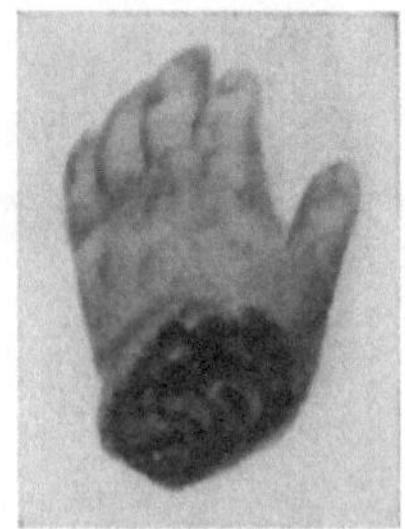

Abb. 45. Primäre Abtrennung einer Hand infolge fahrlässiger Arbeitsweise.

Ganz besondere Sorgfalt ist dem Verband zu schenken. Einerseits
soll er genügend ruhigstellen, andererseits eine gewisse Kompression ausüben, um Sickerblutungen hintanzuhalten und eventuell das Trans-
plantat fest zu fixieren. Daß eine physiologische, „Funktionsstellung"
der Finger- und Handgelenke gewahrt sein muß, soll nur am Rande erwähnt werden. Gut bewährt haben sich Verbände mit Watte oder
Schwamm-Gummi, die mäßig stark mit elastischen Binden festgelegt
sind. Die Beachtung dieser allgemeinen Grundsätze in der Handchirurgie wird manche wertvolle Fingeranteile erhalten können. Auf der
anderen Seite sollte jedoch gerade bei den sehr schweren Sägeverletzungen und den tiefgreifenden Gewebszerreißungen das Gesetz des Er-
haltenwollens um jeden Preis nicht übertrieben werden.

Alle Fragen der Handchirurgie müßten stärker im Ausbildungsplan
der jungen Assistenten Berücksichtigung finden. Es sind Fragen, die
über den Rahmen der Spezialisierung hinaus jeden Chirurgen angehen
und zweifellos durch eine zielstrebige Organisation nachhaltig gefördert
werden könnten.

Ein Wort noch zur Nachbehandlung! Nach genügend langer Ruhig-
stellung der unmittelbar betroffenen Finger- und Handanteile sind un-
verzüglich eigentätige Bewegungsübungen, eventuell im Wasserbad,
Greifübungen mit Streichholzschachteln usw. unter Aufsicht einer entsprechend ausgebildeten Krankengymnastin durchzuführen.

Nur so können die durch eine gute operative Versorgung geschaffenen
Vorbedingungen zu einer befriedigenden funktionellen Leistung vervoll-

ständigt werden. Handbäder zur Wundreinigung, passive Bewegungsübungen, Quengelverbände gehören nicht mehr in die moderne Handchirurgie!

B. Sonstige Verletzungen. Die Verletzungen der Hand und des Armes entstehen meistens durch Ausrutschen oder sonstige Fehler beim Sägen. Anders sieht es bei den Verletzungen aus, welche die Beine, den Kopf oder den Rumpf betreffen.

Bei den *Fußverletzungen,* die durch Ausrutschen oder beim Wegschieben von Sägespänen entstehen, kam es durchweg zu Verletzungen des Fußrückens, wobei entweder nur die Sehnen durchsägt wurden oder sogar völlige Abtrennungen des Vorfußes erfolgten. Der linke Fuß wurde doppelt so häufig verletzt wie der rechte; die Wunde verlief meistens quer, sehr häufig wurden aber nur

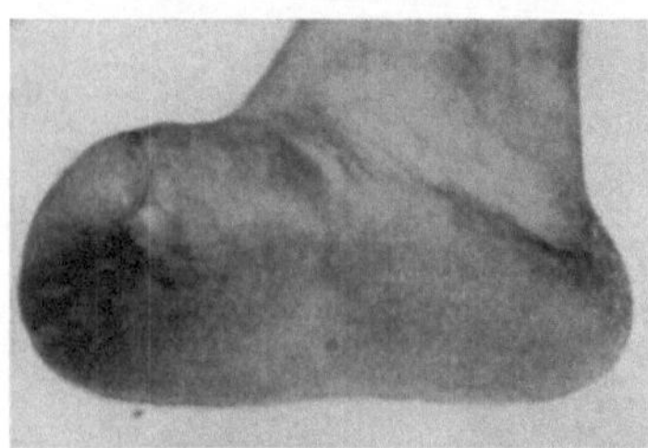

Abb. 46 a.

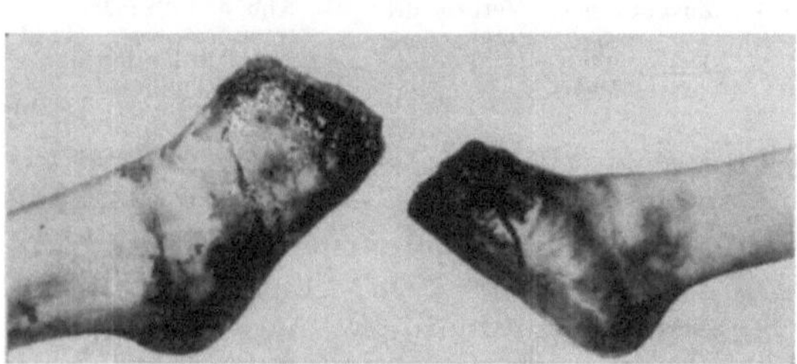

Abb. 46 b.

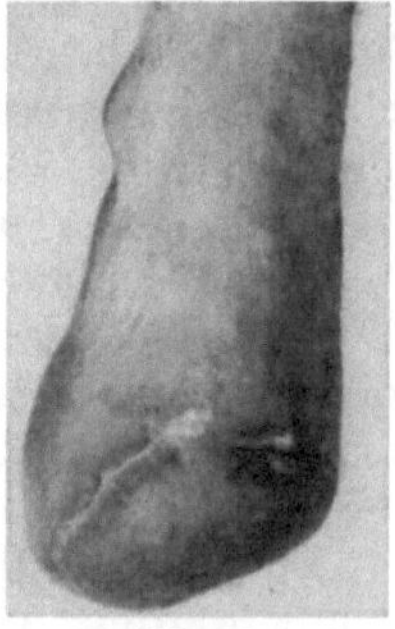

Abb. 46 c.

Abb. 46a—c. Primäre Amputation des Vorfußes durch Sägeunfall beim Wegschieben von Sägespänen. Lappenplastik aus dem anderen Oberschenkel, gute Heilung, befriedigende Funktion.

Zehen oder die große Zehe allein verletzt. Einmal wurde eine Amputation am Unterschenkel nötig, da das Fußgelenk weit eröffnet war.

Verletzungen des *Rumpfes* entstehen meist durch Sturz in die laufende Maschine. Dafür folgendes Beispiel:

Ein 18jähriger Arbeiter fiel mit dem Rücken in eine laufende Kreissäge. Bei der Aufnahme war er stark ausgeblutet, erheblicher Wundschock. Über die linke Rückenseite zog sich eine 40 cm lange Wunde vom Schulterblattwinkel bis zum Steißbein reichend tief in die Rückenmuskulatur, ohne jedoch einen Knochen zu verletzen. Für eine Lungenbeteiligung kein Anhalt. Nach Wundexcision Naht und Drainage. Glatter Heilungsverlauf. Entlassung nach 29 Tagen. Keine Bewegungsstörungen.

Ein besonders interessanter und schwerer Unfall mit Verletzung des *Kopfes* wird im Nachfolgenden beschrieben:

Ein 14jähriger Junge geriet bei der Arbeit an der Kreissäge mit dem Kopf in das Sägeblatt, weil er sich unter den Tisch gebückt hatte, an dem der untere Sägeblattanteil nicht verkleidet war. Befund bei der Aufnahme:

Kleiner Junge im Zustand schweren Wundschocks. In der Medianlinie des Kopfes vom Scheitel bis in die Oberlippe reichende Weichteilwunde. Der Knochen ist aufgesägt, im Bereich der Scheitelbeine ist die Tabula externa verletzt. An der Stirn quillt aus einer Knochenlücke Gehirnmasse, die linke Nasenhöhle ist eröffnet, die medialen Augenmuskeln links sind von ihrem Ansatz gelöst, die Oberlippe ist in der Mittellinie gespalten. Längs des Alveolarfortsatzes des Ober-

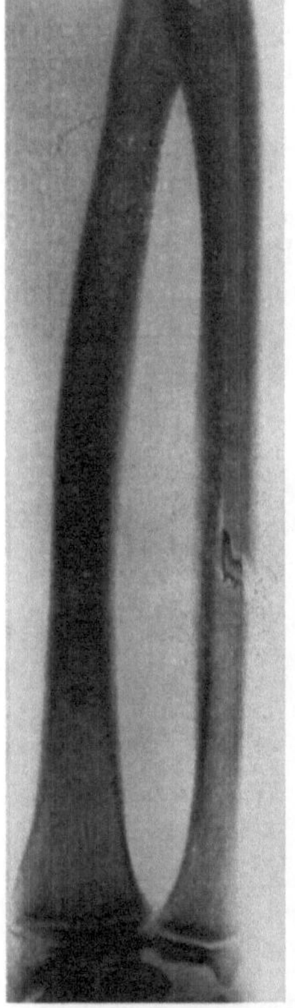

kiefers ist die Schleimhaut eingerissen, im linken Mundwinkel eine unregelmäßige Rißwunde. Am Hinterkopf befindet sich ein 2 cm langer horizontal verlaufender Riß der Galea.

Operation: In Lokalanästhesie werden die Hautränder excidiert. Entfernung der Knochensplitter. Dabei wird eine Fissur des Schädeldaches in der Medianlinie festgestellt. Im Bereich der Stirn ausgedehnte Knochenzertrümmerung. Das Gehirn liegt als blutige pulsierende Masse breit offen. Der Rand der Schädelbasis wird erst in 4 cm Tiefe gefunden. Linkes Auge lateral abgedrängt. Das linke Nasenbein muß, da es völlig zersplittert ist, entfernt werden. Phenol-Kampfertampon an der Unterfläche des linken Stirnlappens.[1] Bei der Operation Bluterbrechen. Nach der Operation war der Zustand des somnolenten Patienten trotz der schweren Verletzung auffallend gut. Er gab auf Anruf klare Antwort. — In der Stirnnarbe bildete sich 14 Tage später ein Abszeß, der nach Spontandurchbruch heilte. Nach 40 Tagen zwei epileptische Anfälle. Neuer Abszeß an der Schädelbasis weit in die Tiefe reichend, Eröffnung. 2 Monate nach dem Unfall Entlassung (Abb. 48 a).

Abb. 47a.   Abb. 47 b.

Abb. 47 a und b. Durchsägung der Elle durch Fall in die laufende Maschine;
primär ohne Funktionsausfall geheilt.

Nachuntersuchung nach 8 Jahren: Patient hat in der Zwischenzeit gearbeitet und fühlt sich im allgemeinen wohl. Die Narbe ist reizlos (Abb. 48 b und c). Im Röntgenbild kein Knochendefekt im Stirnbein nachweisbar. Später teilte Patient mit, daß er häufig an Schwindelgefühl und epileptiformen Anfällen leide.

Nach zwei weiteren Jahren wurde er in einem auswärtigen Krankenhaus bewußtlos mit Nackensteifigkeit aufgenommen. Im Bereich der Narbe hatte sich ein Abszeß gebildet, der durch eine Stirnhirnmeningitis zum Tode führte.

C. Rückschlagverletzungen. Der gefährlichste Unfall, der an Kreissägen entstehen kann, ist der *Holzrückschlag*. Diese Unfallart bedarf daher einer besonderen Besprechung. Die Hälfte der Verletzungen sind *stumpf*,

---

[1] Beobachtung aus der Zeit vor der Antibiotika-Aera!

d. h. die Haut, die durch die dicke Kleidung geschützt ist, zeigt keine
offene Wunde, während an den inneren Organen meistens schwere Ver-

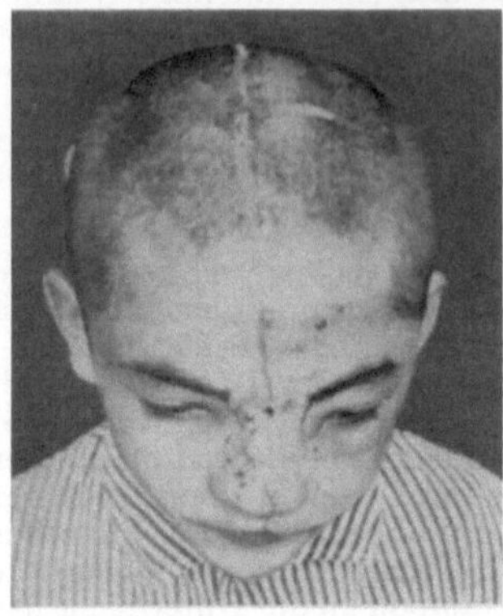

Abb. 48a.

letzungen vorliegen. Die Mehrzahl der offenen Verletzungen
findet sich im Bereich des Kopfes
bzw. Gesichtes. In der nachfolgenden Übersicht sind sämtliche
Fälle der Jahre 1912—1947 der
Göttinger Chirurgischen Universitätsklinik zusammengefaßt.
Nicht mitgezählt sind diejenigen
Verletzungen der Hand, welche
durch Rückschlag entstanden
sind, wenn z. B. ein klemmendes
Holzstück mit der Hand zu lösen
versucht und diese durch den
Rückschlag in das Blatt hinein-
gezogen wird.

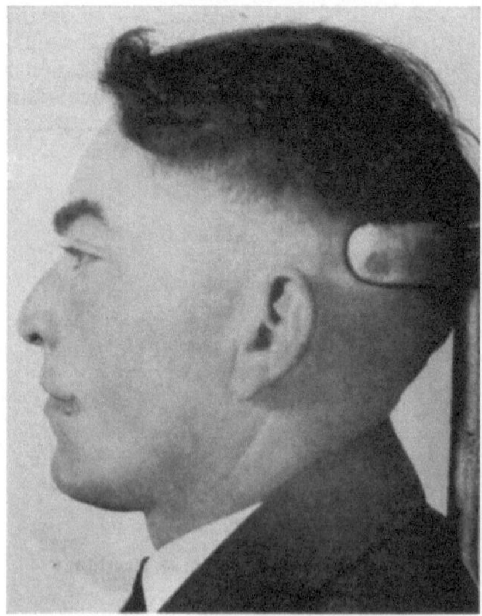

Abb. 48 b.

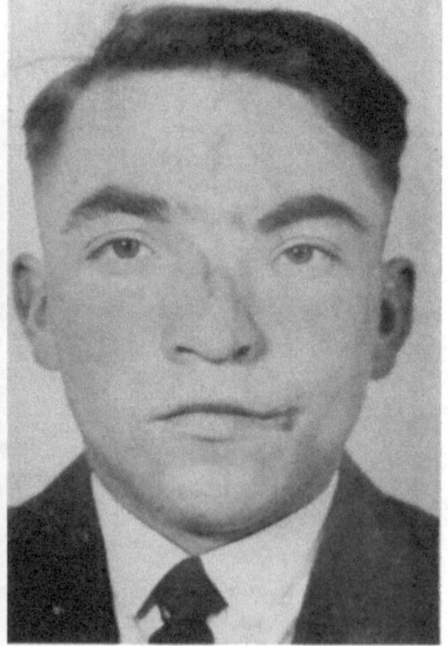

Abb. 48 c.

Abb. 48a—c. Sägeverletzung des Kopfes. Verlauf siehe Text.

Tabelle 26. *Übersicht über die Rückschlagverletzungen. Chir. Univ. Klinik Göttingen.
1912—1947. (Klinisch behandelte Fälle).*

Von 172 Kreissägerverletzungen waren 35 = 20,3% durch Rückschlag entstanden. Davon waren tödlich 1 = 2,85%, bzw. 0,58% der Gesamtverletzungen.
Durch Rückschlag wurde verletzt:

Kopf	Hals	Brust	Bauch	Arm
17	—	4	13	1

Tabelle 26 *(Fortsetzung)*.

davon waren stumpfe Verletzungen:

Brust	Bauch
3	12

Von 183 stumpfen Verletzungen des Bauches waren 20 durch Rückschlag entstanden, davon an:

Kreissägen	Hobelmaschinen	Drehbank	Treibriemen
12	3	1	4

Bei den Kopfverletzungen waren:

Weichteil-verletzungen	Knochen-brüche	Augen-verletzungen	Ohren-verletzungen	Nerven-verletzungen	Gefäß-verletzungen	Parotis-verletzungen	Lippen-verletzungen
19	16	7	2	1	1	1	4

Bei den Brustverletzungen waren:

Weichteil-verletzungen	Knochenbrüche	Lungen-verletzungen	Haem.-thorax	Nerven-verletzungen	Gefäß-verletzungen
3	2	1	1	1	1

Bei den Bauchverletzungen waren:

Weichteil-verletzungen	Knochen-brüche	Magen-verletzungen	Leber-verletzungen	Milz-verletzungen	Darmverletzungen			
					Duod.	Jejun.	Ileum	Col.
1	—	1	1	—	1	2	5	—

6 Perforationen waren einfach, eine war zweifach und eine weitere dreifach.
9 Bauchverletzungen wurden operativ und 4 konservativ behandelt.

Verteilung der Verletzungsstellen auf den Körper:

Kopf	Hals	Bauch		Brust	
		oben	unten	oben	unten
17	—	4	9	2·	2

Rückschlagverletzungen des Kopfes. Bei Rückschlagunfällen des Kopfes kam es immer zu einer oder mehreren Wunden. Bei der Hälfte der Fälle fanden sich Zeichen einer Schädigung des Gehirns. Nur in einem Falle ging diese so weit, daß eine retrograde Amnesie entstand. Am meisten betroffen war die Gegend der Kiefer.

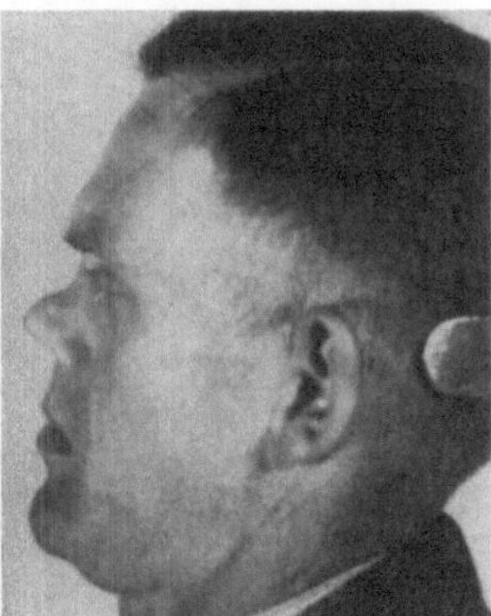

Abb. 49a.   Abb. 49 b.

Abb. 49a und b. Rückschlagverletzung der Nase.

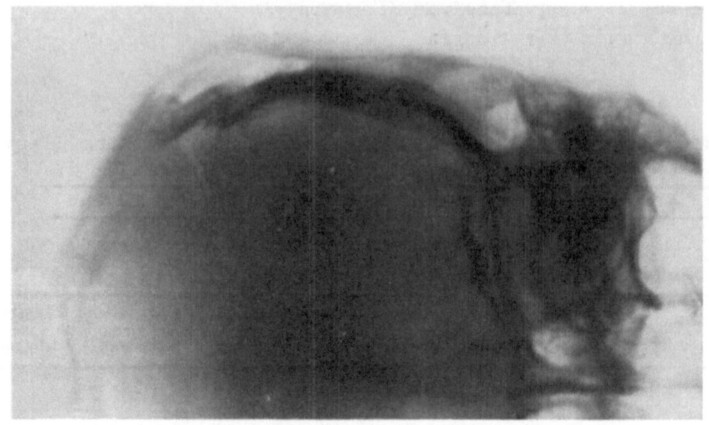

Abb. 50 b.

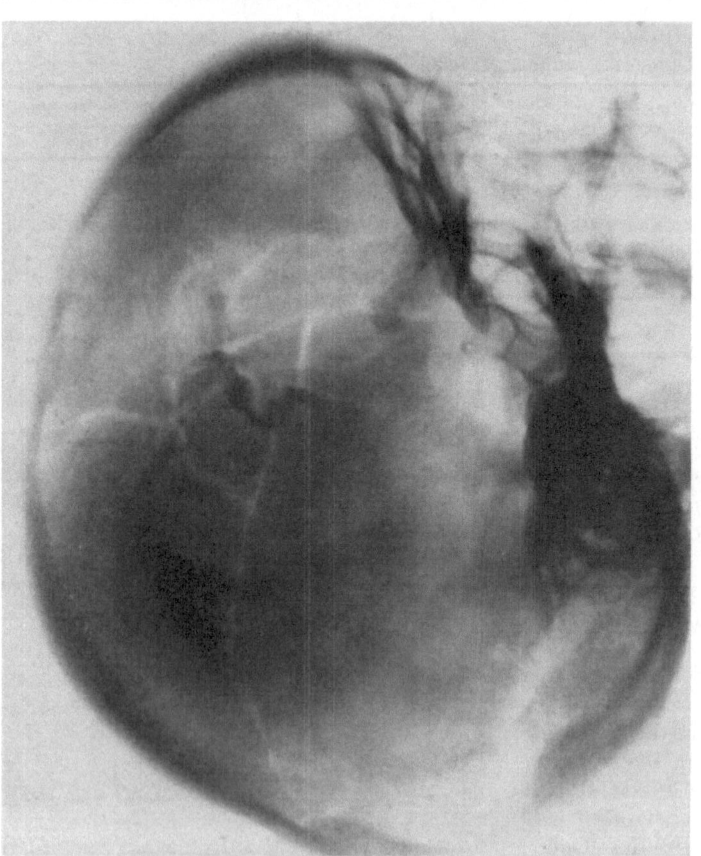

Abb. 50 a.

Abb. 50a und b Impressionsfrakturen des Schädels durch Rückschlag

In der Hälfte der Fälle fanden sich Augenverletzungen. Die äußere Nase war in zwei Fällen beteiligt.

Die Abb. 49 a und b zeigen den Zustand nach Abheilung einer solchen Verletzung. 16mal kam es zu Knochenbrüchen, meist an den Kiefern. Eine schwere Impressionsfraktur des Schädels zeigen die beiden vorstehenden Abbildungen.

Wurde das Auge getroffen, so mußte dieses durchweg entfernt werden. Nur in einem Falle konnte es trotz einer Glaskörperblutung erhalten werden, jedoch kam es später zu einer Atrophie. Als Besonderheit wurde bei einem Fall das Verschlucken des zertrümmerten Gebisses beobachtet. Ein anderer Patient erlitt im Abstand von 2 Jahren zwei Rückschlagverletzungen, die erste im Gesicht, die zweite im Bauch. Einige Beispiele seien noch angeführt.

Fall a) Ein Maschinenarbeiter erlitt durch einen Rückschlagunfall eine Ruptur der Conjunktiva des linken Auges, Vorderkammer und Fundusblutung.

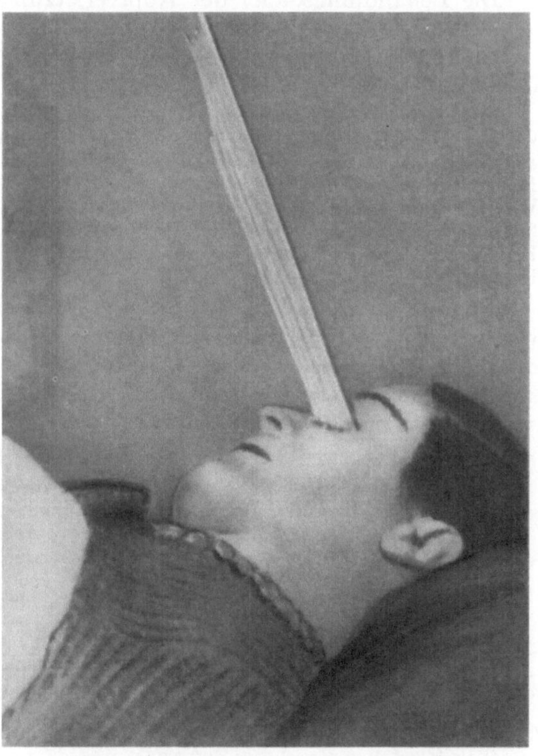

Abb. 51.   Rückschlagverletzung des linken Auges.

Neben der Nase 3 cm lange Wunde. Das Auge wurde entfernt, Entlassung nach 8 Tagen (Abb. 51).

Fall b) Durch Rückschlag erlitt ein Zimmermann eine Oberkieferfraktur. Ein Zahn fehlte, Oberlippe und Zahnfleisch waren durchtrennt. Hämatom des linken Auges, 2 cm lange Wunde der linken Braue. Entlassung nach 13 Tagen.

Fall c) Einem Arbeiter wurde durch Rückschlag der Kiefer zertrümmert. 5 cm lange Hautwunde am Unterkiefer, ein 5 cm langes Stück des Knochens war frei beweglich und nach unten verschoben. Quetschung des Gehörganges nebst Blutung.

Fall d) Ein Müller erlitt einen Holzrückschlag. Starke Blutung aus Mund und Nase. Unter einer 7 cm langen Wunde fand sich eine Fraktur des linken Oberkieferalveolarfortsatzes. Während der Bewußtlosigkeit wurde das zertrümmerte Gebiß verschluckt, welches später wieder erbrochen wurde.

Fall e) Von einem sehr eigenartigen Unfallereignis berichtete vor kurzem NIEDERMAYER: An der Kreissäge sei einem Arbeiter plötzlich ein „Holzstück“ an den Kehlkopf geflogen. Die 3 cm lange Wunde wurde sofort mit Klammern versorgt. Nach kurzer Zeit trat eine erhebliche Schwellung des Halses auf. Die

Röntgenaufnahme zeigte einen Kreissägezahn im Kehlkopf. Der Splitter, der zwischen Schildknorpel und Schleimhaut eingedrungen war, konnte durch Spaltung des Schildknorpels entfernt werden. Glatte Heilung. — Der Defekt an der Kreissäge, die weiterhin in Betrieb blieb, war überhaupt nicht bemerkt worden. Das Fehlen eines Kreissägenzahnes konnte erst durch eine auf eine Rückfrage hin erfolgende Kontrolle festgestellt werden.

Die Behandlungsdauer der Kopfverletzungen betrug durchschnittlich 14,5 Tage, die längste 42 Tage.

Eine Rückschlagverletzung des Halses entstand bei folgendem Unfall (zitiert nach Schubert).

Beim Säumen von Brettern traf ein Holzsplitter einen 39 Jahre alten Landwirt mit der Spitze gegen den Hals und spießte sich hier tief ein. Der Verletzte zog sofort mit beiden Händen den eingedrungenen großen Holzsplitter heraus. Dabei trat eine starke Blutung auf. Am 8. Tag nach dem Unfall verstarb der Verletzte im Krankenhaus. Die Sektion ergab, daß der Holzsplitter den linken Schilddrüsenlappen durchbohrt hatte und zwischen dem ersten und zweiten Brustwirbel in das Rückenmark eingedrungen war. Die Todesursache war eine Lungenembolie.

Rückschlagverletzungen der Brust. Die Brustverletzungen waren etwas seltener als die Bauchverletzungen. Die Brustorgane sind einerseits durch die Rippen und andererseits durch die Bekleidung besser geschützt als die Bauchorgane. Die Fälle sind in nebenstehender Übersicht zusammengestellt.

Im Nachfolgenden werden 2 Fälle genauer beschrieben:

a) Bei Längsschnitt an einer Kreissäge wurde das Werkstück zurückgeschleudert und schlug dem sich gerade nach einem neuen Stück Holz bückenden Arbeiter gegen den Oberarm und in die rechte Brust- und Bauchgegend. Befund: Hautabschürfungen am rechten Oberarm und über der rechten unteren Thoraxpartie vorn. Lokalisierter Druckschmerz auf der 6. und 7. Rippe in der vorderen Axillarlinie. Kein Anhalt für pulmonale Verletzung oder Erguß. Abdomen hart gespannt, druckempfindlich, besonders im rechten Oberbauch. Therapie: Heftpflasterverband. Nach 6 Tagen beschwerdefrei.

b) Ein Sägewerksarbeiter erlitt eine Verletzung in der linken Schlüsselbeingegend. Befund: Schockzustand, schwer ansprechbar. Im linken seitlichen Halsdreieck hirsekorngroße Wunde. Großes Hämatom und Hautemphysem. Wundumgebung bewegt sich synchron mit der Atmung. Linke Lunge Schallverkürzung und abgeschwächtes Atemgeräusch. Puls der Arteria brachialis und radialis links nicht tastbar. Linke Hand kann nicht gehoben werden. Sensibilität an Hand und Unterarm scheint aufgehoben zu sein. Röntgenbild: Bruch des linken Schlüsselbeines und der ersten Rippe. Verschattung der linken Thoraxseite, Verdrängung des Mediastinums nach rechts. Patient erhielt Bluttransfusionen. Der Hämatothorax wurde in mehreren Sitzungen (1600 ccm Blut) entleert.

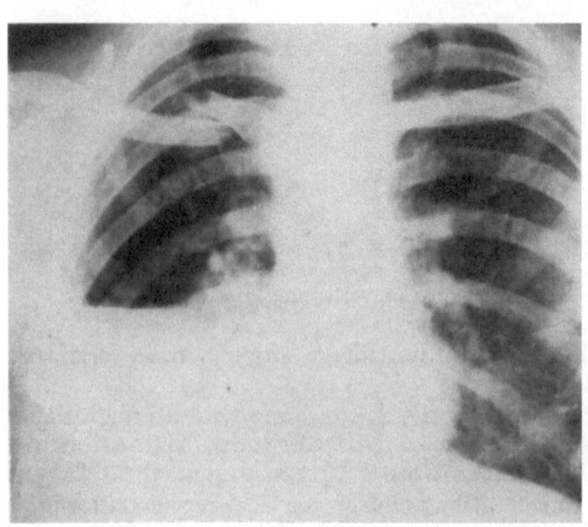

Abb. 52.
Rückschlagverletzung des Brustkorbes, siehe Text.

Tabelle 27. *Übersicht über Brustverletzungen nach Rückschlag.*

	Unfalltag	Zeit	Beruf	Alter	Weichteile	Knochen	Lungen	Behand-lungs-dauer	Bemerkungen
1	21.8.12	9,00	Zimmermann	37		XI. Rippe in der hinteren Axillar-Linie frakturiert	Ausgedehnte Dämpf. i. li. Flanke bis in die vordere Axillarlinie. Pulmones frei.	7	Heftpflasterverband
2	27.5.40	13,30	Landwirt	55	Hautabschürf. re. Oberarm u. re. untere vordere Thoraxpartien	Druckschmerz 6. u. 7. Rippe re. vordere Axillar-Linie	Kein Anhalt für Pulmon.-Beteiligung. Bauchdeckenspann.	8	Heftpflasterverband
3	16.5.46	14.00	Sägewerks-arbeiter	45	Li. seitl. Hals-dreieck Hirse-korn gr. Wunde Hämatom	Rö.: Bruch des Schlüsselbeins u. 2. Rippe. Verdräng. des Med. nach re.	Hautemphysem. li. Schallverkürzung, abgeschw. Atemger. Hämatothorax.	10	Punktion in mehreren Sitzungen ergibt 1600 ccm Blut. Bluttransfusion. Motorische und sensible Ausfälle, Pulslosigkeit im li. Arm
4	23.10.47	15.00	Tischler	37	Li. M. pectoralis Schürfwunde Hämatom			3	Keine inneren Verletzungen

Die Rückschlagverletzungen des Bauches. Für die Rückschlagverletzungen des Abdomens, die fast ausschließlich stumpfe Verletzungen darstellen, gelten die gleichen klinischen Gesetzmäßigkeiten in der Indikation und der Therapie, wie man sie in größeren Handbüchern der Chirurgie und in Spezialwerken, die den stumpfen Bauchverletzungen gewidmet sind (GEISTHÖVEL u. a.), findet. In unserem Krankengut nehmen unter 183 stumpfen Bauchverletzungen die durch Rückschlag von Kreissägen eine hervorragende Stellung ein. Von denen durch Maschinen entstandenen Verletzungen waren 60% an Kreissägen, nur 15% an Hobelmaschinen, 5% an Drehbänken und 20% an Treibriemen entstanden (s. Tabelle). Man sollte es sich zur Richtschnur machen, in jedem Fall einer unklaren stumpfen Bauchverletzung operativ vorzugehen. Die Unterscheidung von Bauchdeckenhaematom und innerer Bauchverletzung ist und bleibt ausgesprochen schwer. Die klinischen Zeichen sind sehr trügerisch. Die allgemeinen Kontrollen des Blutbildes, der Temperatur, des Pulses und des Blutdruckes können oft so wenig ausgeprägt sein, daß darüber wertvolle Zeit verstreicht, bis man sich zu einer operativen Nachschau entschließt. Man möge nur daran denken, wie lange eine kleine Dünndarmperforation sich verhältnismäßig harmlos manifestiert, bis schließlich nach einigen Tagen die Katastrophe in einen diffusen Peritonitis offenkundig zutage tritt, zu einem Termin, der dann kaum noch einen lebensrettenden Eingriff gestattet. Ein Einmalmehr ist in solchen Fällen besser als ein Einmalzuwenig und man sollte sich immer wieder fragen: Kann überhaupt der bestehende Schock durch Abwarten behoben oder nicht die Ursache des Schockes allein durch das operative Vorgehen beseitigt werden? An die Erfahrungen des einzelnen Chirurgen werden hier immer wieder hohe Ansprüche gestellt und hiervon wird schließlich auch der Behandlungserfolg abhängen. Das chirurgische Vorgehen im einzelnen richtet sich nach dem Befund. Die Gesetzmäßigkeiten liegen hier fest und brauchen deshalb in diesem Rahmen nicht näher erörtert zu werden. Eine wesentliche Hilfe in der Überwindung aller postoperativer Schwierigkeiten bedeutet jedoch zweifellos die Einschaltungsmöglichkeit der Antibiotica und Bakteriostatica, von denen sich uns bei Darmverletzungen die Kombination von Streptomycin und Penicillin bestens bewährt hat.

9 der Verletzten wurden operativ, 4 konservativ behandelt. In einem tödlich verlaufenden Fall konnte wegen Kreislaufversagens nicht mehr operiert werden, sonst erfolgte die Operation in der 8.—20. Stunde nach dem Unfall. Fast alle Operierten hatten nach dem Unfall Erbrechen. Die Verletzungen waren alle überaus schmerzhaft. Fast immer konnte eine lokale Bauchdeckenspannung, die sich im Laufe von Stunden über den Bauch ausdehnte, festgestellt werden. Das Ileum wurde am häufigsten verletzt, aber auch alle übrigen Bauchorgane können getroffen werden:

a) Ein Arbeiter erlitt eine Rückschlagverletzung des Oberbauches. Bei der Operation wurde eine Perforation des Duodenums übernäht und durch Gastroenterostomie ausgeschaltet.

b) Ein Müllerlehrling wurde durch Holzrückschlag getroffen und zur Seite geschleudert. Bei der Untersuchung fand sich starker Druckschmerz und Dämpfung in den abhängigen Partien des Bauches. Sofortige Laparotomie, nach Eröffnung entleert sich Blut in großer Menge. Im linken Leberlappen oberhalb des Randes querverlaufende, handbreit sich über den ganzen Lappen erstreckende, aber nicht ganz durchtrennende Wunde. Tamponade des Leberrisses. Nach Stillung der Blutung Austupfen der Bauchhöhle, 14 Tage später Entfernung des Tampons, nach weiteren 11 Tagen des Drains. 40 Tage nach dem Unfall war die Wunde geschlossen. Bei einer 15 Jahre später erfolgten Nachuntersuchung konnten keine Gesundheitsstörungen festgestellt werden.

c) Ein Holzarbeiter erlitt eine Rückschlagverletzung des Unterbauches: Ein Splitter durchbohrte die Kleidung und drang in die Leistengegend ein. Er wurde nach dem Unfall aus der Wunde gezogen. In der Klinik war der Katheterurin blutig. In der Leistengegend fand sich eine zehnpfennigstückgroße Wunde, aus der sich eine klare Flüssigkeit entleerte. Wegen Verdacht auf Blasenruptur sofortige Revision. Es konnte jedoch weder in der Bauchhöhle Urin noch eine Blasenperforation nachgewiesen werden. Heilung mit Tamponade und Drain.

d) Ein Arbeiter erlitt eine Rückschlagverletzung des linken Unterbauches. Bei der Einlieferung ins Krankenhaus war das Scrotum doppelfaustgroß und druckschmerzhaft. Vor 6 Jahren Leistenbruchoperation. Leib weich, zunächst konservative Behandlung. 2 Tage später Zeichen einer diffusen Peritonitis. Bei der Operation entleert sich aus dem Scrotum nach Coli riechender Eiter. In dem linken Leistenring ist eine Dünndarmschlinge inkarzeriert, die bereits gangränös ist. Resektion des inkarzerierten Darmstückes, Einnähung der zuführenden Schlinge als Dünndarmfistel. Nach 2 Tagen exitus letalis. Epikrise: Traumatische Leistenbrucheinklemmung durch Holzrückschlag.

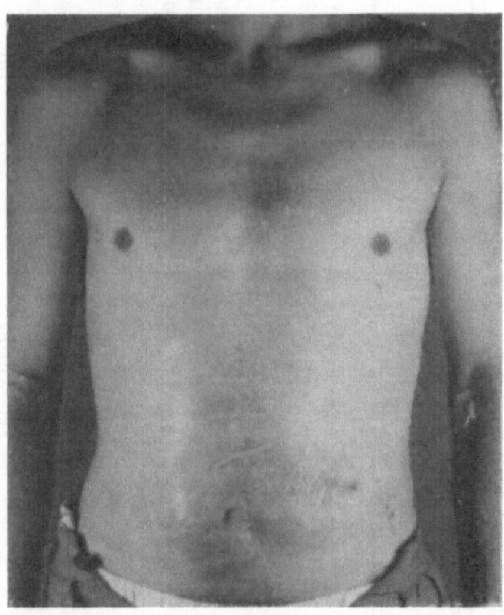

Abb. 53.
Zustand nach Rückschlagverletzung des Bauches.

D. Ergebnisse und Entschädigung. Abschließend geben wir eine *Übersicht über den Krankheitsverlauf unseres eigenen Verletztengutes.* Nachuntersuchungen waren aus kriegs- und nachkriegsbedingten Gründen nicht möglich. Die nachfolgenden *Ergebnisse* sind den Krankenblättern entnommen (Tabelle 28, Seite 66)

Nur die kleinen und oberflächlichen Wunden der Hand können durch den Hausarzt bzw. ambulant in der Poliklinik versorgt werden. Fast 20—30% der Verletzten bedarf stationärer Behandlung. Schwerere Verletzungen, insbesondere die Verletzungen durch Rückschlag müssen fast ausnahmslos klinisch behandelt werden. Die Wunden, die nach chirurgischer Versorgung ohne Infekt abheilen, machen 74% aus. Die durchschnittliche Behandlungsdauer betrug 15,7 Tage. Nichtinfizierte Wunden benötigten nur 10,2 Tage. Die per secundam intentionem abheilenden Wunden (11% der Gesamtzahl) bedurften 19,5 Tage Klinikaufenthalt.

Tabelle 28. *Übersicht über 14 Holzrückschlagverletzungen des Bauches.*

Lfd. Nr.	Datum	Zeit	Beruf	Alter	Operation nach Stund.	in der Bauchhöhle Darm-inhalt	Blut	Leber	Duo-denum	Dünndarm	Dick-darm	Behand-lungs-dauer	Exitus	Bemerkungen
1	22. 5. 15	17,30	Schlosser	49	—	+	—			eine Perf.		21 Tg.		Glatte Heilung
2	29. 5. 15	10.00	Zimmermann	24	—	+	—	Riß li. Leber-lappen		2 Perf. oberh. Iliocoec. Klappe		14 Tg.		Glatte Heilung
3	22. 7. 16	16.00	Müllerlehrling	16	—	—	++	Riß li. Leberl.				42 Tg.		Glatte Heilung. Leber bei der Nachunters. n. 15 Jahren o. B.
4	27. 10. 17	15.00	Arbeiter	14	20	—	—			1 Perf. 2markst.-gr.		38 Tg.		Postop. Magenatonie, glatte Heilung
5	6. 10. 21	9.00	Arbeiter	34	18	—	—			1 Perf. erbsengroß		10 Tg.		Glatte Heilung
6	5. 5. 25	9.30	Arbeiter	20	11	+	—			3 Perforation. 10pfennig-stückgroß		30 Tg.		Glatte Heilung. Nach 20 Tagen zwei Ileusanfälle. Narbenhernie mit Pass. Behinderung
7	5. 6. 37	15,30	Müller	35	8	+	—			1 Perf. 5 cm lg. i. Jejunum		63 Tg.		10 cm Darm reseziert, Heilung
8	24. 8. 46	10.30	Arbeiter	41					zer-fetzt			66 Tg.		Ausschaltung durch Gastro-enterostomose
9*	7. 7. 49	19.00	Arbeiter	38	2 Tg.					Perf. incar. Hernie li.		4 Tg.	+	Peritonitis
10	17. 10. 12	15.30	Holzarbeiter	29	—							25 Tg.		Bei Op. keine Perforation ge-funden. Heilung. Äußerlich Wunde li. Leistengegend
11	20. 2. 25	19.00	Zimmermeister	34	k. Op.					Perf. d. Jejunum		4 Std.	+	25 Stdn. nach Unfall ein-geliefert. 2 Std. später Exitus. Keine Op. Kreislaufschwäche
12	20. 3. 25	14.30	Zimmermeister	34	k. Op.							5 Tg.		Bluterbrechen
13	20. 6. 35	7.30	Arbeiter	37	k. Op.							1 Tg.		
14	11. 3. 38	12.30	Arbeiter	37	k. Op.							4 Tg.		

* *Anmerkung.* Fall Nr. 9 wurde uns durch Herrn Chefarzt Dr. FORSTER, Witzenhausen liebenswürdigerweise zur Veröffentlichung überlassen.

In 15% der Fälle traten Komplikationen durch Infektionen verschiedenen Grades auf, was eine Verlängerung des Krankenhausaufenthaltes von 21,5 Tagen erforderlich machte. Die Verletzungen der Füße erforderten eine längere Zeit: 24 Tage. Von den Handverletzungen erforderten die tangential verlaufenden Verletzungen ohne Knochenbeteiligung 10,1 Tage, die Längsverletzungen 11,2 und die Querverletzungen mit ausgedehnten Verletzungen des Knochens 16,5 Tage. Waren Plastiken nötig, so stieg der Krankenhausaufenthalt auf 28 Tage. Alle Fälle, die mit Amputationen behandelt werden mußten, erforderten nur 13,2 Tage. Kam es zu totalen Abtrennungen von Fingern, so betrug der Aufenthalt 23,6 Tage.

Untersucht man die Termine der Entlassung, bezogen auf die einzelnen Behandlungstage, so kann man hier 4 Gipfel feststellen. Der erste Gipfel ist beim 3. Tag nach der Aufnahme, er entsteht durch die Entlassung der leichtesten Fälle. Der nächste und höchste Gipfel liegt auf dem 7. Tag und kennzeichnet die Entlassung der leichteren operativ behandelten und komplikationslos geheilten Fälle. Der dritte Gipfel am 14. Tag ist auf die p. s. verheilten Wunden zu beziehen, der vierte am 21. Tag auf die infizierten Wunden zurückzuführen. Den längsten Verlauf von 70 Tagen hatte eine Verletzung, die infolge Infektion zweimal nachamputiert werden mußte. In 6 Fällen entstanden Phlegmonen der Hand und des Unterarmes, zweimal bildete sich ein Abszeß, einmal entstand feuchte Gangrän und eine Lymphangitis. Die meisten Fälle gelangten wenige Stunden nach der Verletzung in Behandlung. 3 Verletzungen kamen wegen einer Infektion erst nach 12—20 Tagen zur Aufnahme.

Bei den *Rückschlagverletzungen* haben die operativ behandelten Bauchverletzungen mit 34,1 Tagen die längste Behandlungsdauer, die des Kopfes 14,6, die der Brust 7 Tage. Die leichten Verletzungen des Bauches, die zu keinen inneren Verletzungen geführt hatten, konnten nach 3 Tagen entlassen werden.

Tabelle 29. *Durchschnittliche Behandlungsdauer.*

Alle Verletzungen	15,7 Tage
p.p. verheilte Verletzungen	10,2 Tage
p.s. verheilte Verletzungen	19,5 Tage
Infektionen	25,1 Tage
Fußverletzungen	24,0 Tage
Armverletzungen	25,0 Tage
Handverletzungen:	
Tangentialverletzungen	10,1 Tage
Längsverletzungen	11,2 Tage
Querverletzungen	16,5 Tage
Plastiken	28,0 Tage
Amputationen	13,2 Tage
primäre Totalabtrennungen durch Unfall	23,6 Tage

Die Schwere der Sägeverletzungen spiegelt sich am eindrucksvollsten in den Rentensätzen wieder. Nach SYRUP steht die Kreissäge als Ursache für entschädigungspflichtige Unfälle mit 22,2% an der Spitze, dann folgen Band- und Gattersäge mit 10,1%. Werden nur die durch das *Säge-blatt* entstandenen Unfälle berücksichtigt, so müssen bei der Kreissäge etwa 30% und bei der Bandsäge etwa 10% entschädigt werden. Durch Nichtbenutzung von Schutzeinrichtungen entstehen 24% entschädigungspflichtige Unfälle, durch Fehlen derselben 22,4%. Bei allen anderen Unfallarten sind die Prozentsätze geringer. Wie wir gezeigt haben, stehen die Verletzungen der Hand weit im Vordergrund. Sie sind zu 39,2% (links 35,5%, rechts 44,5%) entschädigungspflichtig. Die Verschiedenheit dieser Zahlen hängt nicht von der Schwere der Verletzung, sondern von der ungleichen Bewertung gleichartiger Verletzungen der rechten bzw. linken Hand ab. Die durchschnittliche Höhe der Erwerbsminderung betrug bei allen erfaßbaren Sägeverletzungen der Hand 15,0%. Werden jedoch nur die entschädigungspflichtigen Unfälle berücksichtigt, so steigt die durchschnittliche EM. auf 31%. Werden die gleichen Berechnungen für jede Hand einzeln durchgeführt, so ergibt sich für rechts 17% bzw. 35% und für links 10% bzw. 26%.

Über die anders lokalisierten Verletzungen sowie über den Rückschlag und seine erwerbsmindernden Folgen lassen sich keine gesicherten statistischen Angaben machen.

VI. Schlußbetrachtungen.

Die zahlreichen im Gebrauch befindlichen Sägemaschinentypen spielen als Unfallverletzungsursache im klinischen Krankengut eine große, aber durchaus ungleichmäßige Rolle. Als wichtigste Maschinentypen sind die Kreissäge, Bandsäge und Gattersäge hervorzuheben. Diese sind je nach dem zu sägenden Material und erforderlichem Arbeitsgang modifiziert. Am häufigsten treten als Unfallursache die Holzsägemaschinen und von ihnen die Holzkreissäge in ihrer einfachen und weit verbreiteten Form der Tischkreissäge in Erscheinung. Von Bedeutung ist ferner, daß die Führung des Werkstückes bei den Holzsägemaschinen meistens durch die Hand des Arbeiters geschieht und daß das Holz selbst durch seine Maserung, Äste, unregelmäßige Form usw. ein sehr inhomogenes Werkstück darstellt.

Die *klinische Bedeutung* der Sägemaschinenunfälle läßt sich eindeutig durch die in der Arbeit niedergelegten Zahlen belegen, von denen nur einige von ihnen hier nochmals wiederholt seien: 2% aller in Behandlung kommenden Verletzungen entstanden an Sägemaschinen. Berücksichtigt man jedoch nur die durch Maschinen entstandenen Verletzungen, so sind es sogar 20%, die an Sägemaschinen entstanden. In diesen Hundertsatz sind die sofort tödlichen und die wegen Geringfügigkeit nicht ärztlich behandelten Verletzungen nicht einbezogen. Unter den Betriebsunfällen der Holzindustrie entstehen allein 21% an Sägemaschinen, unter den „Maschinenunfällen" sind es 50%, die den Sägemaschinen zur Last zu legen sind.

Die *einzelnen Maschinentypen* sind an den Unfällen unterschiedlich beteiligt. In der Holzindustrie sind es etwa 80%, die an der Kreissäge entstehen, ein Beweis dafür, daß die Arbeit gerade an der Holzkreissäge besonders gefährlich ist. Die übrigen Typen sind seltener und treten daher praktisch nicht sehr in Erscheinung. 90% der Unfälle entstehen durch das Sägeblatt, das als schneidendes Instrument wirkt. Überdies gibt es jedoch Unfälle, die dadurch entstehen, daß beim Längsschnitt das Werkstück auf der dem Arbeiter abgewandten Seite vom Sägeblatt erfaßt und auf den Arbeiter mit großer Wucht zurückgeschleudert wird, der *Holzrückschlag*!

Zum *Zustandekommen eines Unfalles* bedarf es immer einer Anzahl von Faktoren. Zunächst sind die zu nennen, welche in der Natur und der seelischen Haltung des arbeitenden Menschen begründet liegen. In über der Hälfte der Fälle tritt das Unfallereignis so schnell ein, daß eine genauere Analyse nachträglich nicht mehr möglich ist. Neben mangelnder Aufmerksamkeit, Ablenkbarkeit, Ermüdung, nachlassender Reaktionsgeschwindigkeit spielen eigene Schuld oder schuldhaftes Verhalten von Mitarbeitern sowie Nichtbenutzung vorgeschriebener Schutzeinrichtungen oder Handeln wider erhaltene Anweisung immer eine hervorragende Rolle. Wichtig ist ferner noch eine Reihe anderer Einflüsse, wie z. B. das Lohnsystem (Akkordarbeit), Beschaffenheit des Arbeitsplatzes (Beleuchtung, Sauberkeit, Übersichtlichkeit), Witterungsverhältnisse usw. Der Ausgang des Unfalles wird im wesentlichen durch die Maschine modifiziert. Die im Gebrauch befindlichen Schutzeinrichtungen und Bedienungsvorschriften können aus den oben angeführten Gründen nicht alle Gefahren aufheben, insbesondere nicht auf dem Lande bei den selbstfabrizierten Maschinentypen. Selbstverstümmelungen sind selten, kommen jedoch gelegentlich vor.

Wie aus den eigenen und den anderen angeführten Statistiken hervorgeht, ist die *Häufigkeit* der Maschinenunfälle pro Jahr ziemlich konstant. Betrachtet man die Häufigkeit innerhalb eines Jahres und die *Abhängigkeit von den Jahreszeiten,* so findet man ein geringes *sommerliches Maximum* und ein *winterliches Minimum,* sowie ein geringes Ansteigen über die Norm im März und Oktober. Sägemaschinen- und andere Betriebsunfälle zeigen in dieser Abhängigkeit eine recht gute Übereinstimmung, lediglich ist bei den Sägemaschinenunfällen das sommerliche Maximum, wohl aus Konjunkturgründen, etwas vorverlegt. Das sommerliche Maximum der Beilhiebverletzungen schließt sich aus denselben Gründen gleich an, da ja die Hackarbeit erst der Sägearbeit folgen kann. Die Höhe der Schnittholzproduktion zeigt ebenfalls die 3 charakteristischen Zacken, ein Zeichen dafür, daß der Anstieg der Unfallziffer durch Zunahme der Produktionsintensität zustande kommt.

Die *Tageszeit* übt einen deutlichen Einfluß aus. Das Tagesmaximum liegt nachmittags um 17 Uhr, im Verlauf einer Schicht steigt es stetig infolge der Zunahme der Arbeitsintensität bis gegen Ende der Schicht an. Das Unfallmaximum wird kurz gegen Ende derselben erreicht. Entsprechend der nachlassenden Arbeitsintensität fällt auch die Unfallzahl, was den dem allgemeinen Arbeitsprozeß innewohnenden Gesetzmäßigkeiten entspricht.

Auch das *Lebensalter* ist von deutlich nachweisbarem Einfluß auf die Unfallhäufigkeit: Die absolute Zahl der Verunfallten fällt mit zunehmendem Alter stark ab, während des 3. Lebensjahrzehntes besteht die größte Unfallneigung. *Vorbildung* bzw. *Berufskenntnisse* sind ebenfalls von Bedeutung, wie aus der beruflichen Gliederung der an Sägemaschinen Verunfallten ersichtlich ist. Die Verhältnisse bei den Holzrückschlagverletzungen, zu deren Entstehung der Längsschnitt Voraussetzung ist und der meist nur in der gewerblichen Holzverarbeitung geübt wird, weist einen vermehrten Anteil der gelernten Arbeiter der Holzindustrie auf.

Bei Arbeitern, die über lange Jahre in der Holzverarbeitung beschäftigt waren, findet man nicht allzu selten mehrere Sägemaschinenunfälle. Die späteren können Folge der zuvor erlittenen sein, da hierdurch eine Einbuße der Geschicklichkeit bedingt wird, z. B. Verstümmelungen der Hand, Verlust eines Auges usw.

Der Kreissägenunfall erfordert wegen seiner Verletzungsart das größte chirurgische Interesse. Man unterscheidet 3 Haupttypen:

a) Verletzung durch schneidende Sägeteile (Sägeblatt),

b) durch sonstige Maschinenteile (Antrieb, Treibriemen usw.) und

c) durch das Werkstück (Rückschlag).

90% der durch Maschinenteile entstandenen Verletzungen verursacht das Sägeblatt, das im wesentlichen die Hände trifft (86%).

Die linke Hand ist stärker gefährdet als die rechte, die Wunden liegen meist in der Gegend der Fingergrundgelenke. Einfingerverletzungen sind am häufigsten, bei Mehrfingerverletzungen ist meistens eine ununterbrochene Reihe verletzt, bevorzugt vom Zeigefinger ausgehend. Die Reihenfolge nach Häufigkeit lautet: Einfinger-, Zweifinger-, Vierfingerverletzungen, Drei- und Fünffingerverletzungen sind seltener. Bei der rechten Hand besteht eine geringe Bevorzugung der Hohlhand, bei der linken des Handrückens, was durch die unterschiedliche Funktion im Arbeitsgang erklärlich wird. Die in der modernen Handchirurgie üblichen Behandlungsprinzipien müssen gerade beim Sägeunfall besonders beachtet werden. — Neben den als typisch zu bezeichnenden Handverletzungen können auch gelegentlich andere Körperteile durch das Sägeblatt getroffen werden, der Häufigkeit nach folgen als erste die Fußverletzungen mit 8,1%. Diese kommen durch die Unachtsamkeit beim Wegschieben von Spänen, Ausrutschen auf dem Boden usw. und bei unvorschriftmäßig bzw. schlecht verkleidetem Sägeblatt vor. Die Rückschlagverletzungen ereignen sich, wie bereits hervorgehoben, meistens beim Längsschnitt an mehrblättrigen Kreissägen. Von 183 stumpfen Bauchverletzungen des Krankengutes der Göttinger Chirurgischen Universitätsklinik in der Zeit von 1912—1947 entstanden durch Rückschlag an der Kreissäge 12, an Hobelmaschinen 3, an Drehbänken 1, durch Treibriemen 4. Die zum Schutz gegen den Rückschlag eingeführten Schutzvorrichtungen, wie der Spaltkeil, werden leider häufig, da bei der Arbeit störend, zur Seite gelegt. Die Verletzungen durch Rückschlag sind meistens stumpf. In unserer Arbeit wurden nicht diejenigen Verletzungen, die durch kleine Splitter zu Verwundungen des Auges, der Nase, des Ohres usw. führten, berücksichtigt, da sie anderen Spezialkliniken zugeführt wurden. Die Unfälle durch Rückschlag können leicht tödlich sein.

Schrifttumsverzeichnis.

A. Unfalltechnisches
und arbeitswissenschaftliches Schrifttum.

BAUMANN: Über die Verwendung einheitlicher Schutzvorrichtungen an Arbeitsmaschinen. Zbl. Gewerbehyg. **XII,** 1 (1935). — BECKMANN: Beitr. Gesch. d. Erfindung. Die ältesten Sägemühlen. II, 254. — BESSON: Theatrum instrumentarum 1578. — BETHMANN: Sägegatter und Hilfsmaschinen für Sägewerke. 3. Aufl. 1924. — BRAUNSHIRN: Fortschritte in Bau und Betrieb von Vollgattern. AWF Sonderdruck, Berlin 1933. — Das Sägewerk. Berlin 1929, I. — AWF Richtlinien 1951. — v. CHASSY: Die tragbaren Handholzverarbeitungsmaschinen vom Gesichtspunkt der Unfallverhütung. RAB III, 23, 1943. — EBERLE: Schutzmaßnahmen gegen Maschinenunfälle im weiterverarb. Holzgewerbe. 1933. — ENGELMANN: Bibliotheca mechanico-technologica. 2. Aufl. Leipzig, W. Engelmann 1844. — EXNER: Werkzeuge und Maschinen zur Holzbearbeitung. I + II. — FAGIOLI: La sicurezza nella lavorezione del legno. Securitas **23,** 330 1936. — Come deve essere protetta la parte attiva del discadelle seghe circulari per lavori di falegnameria e carpentaria. Securitas **25,** 320 (1939). — FELDHAUS: Deutsche Techniker und Ingenieure. 1912. — Die Säge. Ein Rückblick auf 4 Jahrtausende. Berlin. Dominicus & Söhne 1922. — FISCHER: Die Werkzeugmaschinen. Bd. II, Berlin 1901. — GIESE: Handb. Arbeitswissensch. 1927. — GILLRATH: Holzbearbeitungsmaschinen und Holzbearbeitung des In- und Auslandes. Berlin 1929. — GLASER: Ann. Gewerbe u. Bauw. **20,** 213 (1887), **2** , 229 (1891). — GRIMSHAW: Saw filing and management of saws. New York 1919. — GROSSMANN: Gewerbekunde der Holzbearbeitung. Bd. II, Leipzig-Berlin 1924. — GUTMANN: Die Unfallgefahren an Kreissägen und die Schutzvorrichtungen zu ihrer Verhütung. Ber. gen. **1931,** 353. — HANNE: Kulturgeschichte des deutschen Volkes. **1,** 492 (1892). — HATLAPA: Umriß zur 100jähr. Gesch. d. deutsch. Arbeitsaufsicht. Arch. Gewerbepath. **6,** 222 (1935). — HELLER: Unf.-Vorbeugung durch Eignungsprüfung in der Holzindustrie. Industr. Psychotechn. **1924,** 99 bis 118. — HENGST: Warum ist die richtige Körperhaltung beim Arbeiten an Holzbearbeitungsmaschinen so unbedingt erforderlich? RAB T III, **1941,** 466. — Die Motorkettensäge im Hauungsbetrieb. Karlsruhe, Badeniaverlag 1947. — HERRMANN: Neuzeitliche Einrichtung zur Holzbearbeitung. Leipzig 1928. — HILDEBRANDT: Individuelle Unfallaffinität. Berlin 1932. — HUBER: Arbeitsschutz in Groß- und Kleinbetrieben. Soz. Monatsh. **1930,** 1. — KITTSON: Seasonell fluctuation infrequency of industrial accidents. J. ind. Hyg. **5** (11) 408/9 (1924). — Jahresberichte der Südd. Holz-Berufsgenoss. 1947—1950. — KOLB: Neuartige Schutzvorrichtungen an Langschnittkreissägen für Holzbearbeitung. RAB T III **1937,** 93. — KUSSNER: Wie man unfallsicher an Kreissägen arbeitet. Sicherheit u. Hygiene d. Arb. **1933,** Nr. 12 (Warschau). — LEUCHS: Allgem. Erfinderlexikon. Bd. II, 113 (1874). — LEYMANN: Die Zahl der durch Unfälle und Betriebsunfälle verursachten Erkrankungen und die Häufigkeit der Unfälle in den versch. Altersstufen. Zbl. Gewerbehyg. **2** (1924). — Arbeitsschutzvorschrift im Dtsch. Reich. Berlin-Hobbing 1927. — Beitr. Gesch. d. techn. Gefahrenschutzes in Deutschland. Zbl. Gewerbehyg. **12** (1935). — Die Entwicklung der Unfallhäufigkeit seit 1924 und der Erfolg des Arbeitsschutzes im Lichte der Unfallstatistik. Zbl. Gewerbehyg. **17,** 73—76 (1946). — Ergebnisse der Unfallstatistik der schweiz. Unfallversicherungsanst. 1928—1932. Zbl. Gewerbehyg. **10** (1933). — LIPMANN: Unfallursachen und Unfallbekämpfung. Veröff. Ges. d. Med. Verw. XX, Heft 3. — MEIER, W.: Gestaltung neuzeitl. Holzbearbeitungsmaschinen im Hinblick auf den Unfallschutz. Z. V. d. I. **19** 1, 659. — NEUBURGER:Technik im Altertum 1919. — PHILIPP: Kreissägen auf Baustellen. RAB **1931,** 26. — PFAHL: Die deutsche Wirtschaft in Karten. — PRECHTL: Technische Encyclopädie. Bd. XII, 89. — PREGER und LEHMANN: Grundzüge der Unfallverhütungstechnik und Gew. Hyg. 2. Aufl. 1926. — RICHHARD: Beitr. Eignungsprüfung für das Tischlergewerbe. Leipzig, Barth, 1925. — Unfallverhütungsbilder in der Holzindustrie. RAB T III **1936,** 131. — Sicherung gegen Holzrückschlag bei Kreissägen mit mehreren Sägeblättern. RAB T III, **1935,** 276.

— Unfallgefahren und Schutzmaßnahmen bei Gattersägen. RAB T III, 1936, 275. — Unfallschutz bei Kappsägen. Die Ber. Gen. 59, Nr. 1/6, S. 59 (1944). — RÜHLMANN: Allg. Maschinenlehre. 2, 334. — SÄNDIG: Bibliothek der neuzeitlichen Sägewerkstechnik und Organisation. Leipzig 1941. — SCHLÜTER: Holzbearbeitungswerkzeuge. Werksleiter 1932, Nr. 1. — SCHOLTE: Tatsächlicher Kreissägenschutz. Chronik Unfallverh. 1934, 193. — SCHWARZE: Hüttenwerksmaschinerien mit elektrischem Antrieb. Heft I, Warmsägen. Dortmund 1906. — SEELIS: Unfallgefahren beim Herstellen von Brennholz. RAB T III, 1937, 93. — SPERLING: Lamellenschutzvorrichtung an Holzverarbeitungsmaschinen. RAB T III, 1936, 140. — SPRINGER: Maschinelle Holzbearbeitung im gew. Betrieb. Leipzig 1907. — STEINHILBER: Das Sägewerk und seine Nebenbetr. Berlin 1921. — STURM: Vollständige Mühlenbaukunst 1718. — THIELE: Unfallschutz an Holzbearbeitungsmaschinen. Holz: II, 324. — VAJE: Neue Schutzvorrichtungen für Abrichtehobelmaschinen und Kreissägen. RAB T III, 1939, 322. — Der versenkbare Spaltkeil. RAB T III, 1942, Nr. 35/36. — VORREITER: Die Betriebsorganisation des Sägewerks. Berlin, Springer, 1935. — WEULE: Frühformen der Mechanik. Bd. 1, 1923. — Der Verkünder. 1798, 669. — Sammlung von Maschinen und Instrumenten 1920. — Jahresberichte der Fabriken-Inspektoren. Berlin 1875, 97; 1876, 25—34, 77—78; Frankfurt 1876, 107, 110, 111. Koblenz, Köln, Trier 1876, 289, 290. — WUEST: Untersuch. ü. d. Gefährlichkeit von Masch. u. d. Verhalten der Unfallziffer i. d. verschiedenen Arbeitsstunden. Arch. Orthop. u. Unfallchir. 27, 4 (1929). — ZEDLER: Universal-Lexikon aller Wissenschaften und Künste 33, 457 (1742). — ZODL: Neuzeitl. Sägewerkstechn. Leipzig, Sändig, 1941.

B. Unfallchirurgisches Schrifttum.

ABRINE: Vorbeugung und Behandlung von Verletzungen und eitrigen Prozessen bei den Arbeitern der Holzindustrie. Chirurgija 1939, 102. — ALSBERG: Über Arbeitsersatzstücke bei Verlust der Greiffähigkeit von Fingern und Hand. Z. Orth. Chir. 50, 565 (1928). — BAUMANN: Über Fingerverluste. (An Hand von über 400 Fällen der schweiz. Unfallversicherungsanst. Luzern). Schweiz. med. Wschr. 1928, 918 u. 939. — BAYREUTHER: Sägemaschinenverletzungen. Inaug.-Diss. Göttingen 1948. — BECKER: Über Begutachtung von Fingerverlusten nach Gewöhnung. Inaug.-Diss. Münster 1938. — BUNNELL: Versorgung der Sehnen bei komplizierten Handverletzungen. J. bone surg. 23, 240 (1941). — GERMERSHAUSEN: Schwere Unfälle beim Schneiden von Sperrholzplatten an Kreissägen. RAB T III 1937, 303. — GEISTHÖVEL: Die stumpfen Bauchverletzungen. Hildesheim, Aug. Lax, 1947. — HARMER, TORR u. WAGNER: Injuries to the hand. Amer. J. surg. 42, 638—658 (1938). — IMBERT: Untersuchungen an Hand- und Fingerverletzungen. Verh. 7. Int. Kong. Unfallhk. Berufskrankheiten 2, 693—710 (1935). — ISELIN: Chirurgie de la main. Paris 1938. — Die Anwendung von freien u. gestielten Hautlappen bei Verletzungen von Hand u. Fingern. Mém. acad. chir. 67, 384—390 (1941). — KÖSTER: Plastische Operationen bei Verlust des Daumens. Acta orthop. scand. 9, 115—131 (1938). — KRÖMER: Die verletzte Hand. Wien, W. Maudrich, 1938. — LAAMANN: Die Behandlung von Finger- und Zehenwunden. Dtsch. med. Wschr. 1937, 1631 bis 1654. — LEXER: Ersatz der Fingerbeugesehnen. Dtsch. Z. Chir. 234, 683—698 (1931). — LÖHR: Die Behandlung von frischen und älteren Fußverletzungen mit Substanzverlust mit dem Lebertrangipsverband. Chirurg. 6, 5—11 (1934). — MALLEY: Transplantation von Hautstücken in ganzer Dicke bei Fingeramputationen. Winconsin Med. J. 33, 337 (1934). — MANGANE: Functionie false joint of finger following severe trauma. Amer. J. Surg. 42, 659—661 (1938). — MARKUS: Zur Versorgung frischer offener Fingerverletzungen. Zbl. Chir. 1943, 45—46. — MAYR: Handbuch der Artefakte. Jena, G. Fischer, 1937. — MEIER: Wiedereinsatz Armversehrter im Holzgewerbe durch Verwendung neuer Arbeitsansätze. RAB T III, 1944, 197—200. — PAOLI: Betrachtung der Verletzungen der Hand und der Finger vom Gesichtspunkt des Sachverständigen. Verh. 7. internat. Unfallhk. Berufskrankheiten. 2, 713—753 (1953). — SCHUBERT: Eine seltene Holzsplitterverletzung. Mschr. Unfallheilk. 46, 86—92 (1939). — STUCKE: Unfall durch

Sägemaschinen. Beih. Unfallhlkde. **43**, 65 (1952). — THOMAS: Holzrückschlag an einer Mehrblattkreissäge. RAB T III, **1936**, 266. — VOGELER: Über die Behandlung von Finger-, Hand- und Handgelenksverletzungen. Med. Welt **33**, 1097—1100 (1933). — WESTERMANN u. LANG: Übersicht über die in den letzten 5 Jahren von der chirurg. Klinik d. Univ. Frankfurt vorgenommenen Absetzungen an den Fingern. Arch. orthop. Unfallchir. **41**, 230—243 (1941). — WÜST: Untersuchung über die Gefährlichkeit von Maschinen und das Verhalten der Unfallziffer in den verschiedenen Arbeitsstunden. Arch. orthop. chir. **27**, 631—639 (1929). — ZUR VERTH: Absetzungen und Auslösungen an den Fingern. Münch. med. Wschr. **1937**, 1527—1529. — Behandlung der Verletzungen und Eiterungen an Fingern und Hand. Berlin, Springer, 1936. — Anzeigestellung zu Absetzungen an den Fingern. Dtsch. med. Wschr. **1939**, 1795—1797.

Nachtrag.

BÖHLER: Die Technik der Knochenbruchbehandlung im Kriege und im Frieden. 9.—11. Aufl. Wien, W. Maudrich, 1944. — BUFF: Hautplastiken, Indikation und Technik, Stuttgart, G. Thieme, 1952. — Helvet. chir. Acta **16**, 291 (1953). — BUNNELL: Surgery of the hand. 2. Aufl. 1948. — CURRY: Amer. J. Surg. **72**, 40 (1946). — DÜBEN: Chirurg **24**, 61 (1953). — Mschr. Unfallheilk. **56**, 289 (1953). — GEISSENDÖRFER: Zbl. Chir. **1943**, 1107. — Die *Gemeindeunfallversicherung*, Mitteilungsblatt der gemeindl. Unfallversicherungsträger, 1949 bis 1952. — HERLYN: Die Wiederherstellungschirurgie, insbesondere die Verwendung der Rollappenplastik. Stuttgart, G. Thieme, 1949. — HILGENFELD: Operativer Daumenersatz. Stuttgart, F. Enke, 1950. — JUNGMICHEL: Beihefte Unfallheilk. **48**, 172 (1955). — MOBERG: Brit. J. Plast. Surg. **3**, 249 (1951). — Acta chir. scand. (Stockholm) **99**, 341 (1949). — NIEDERMAYER: Vortrag: 31. Tg. Bayer. Chirurg. Ver. München 1954.

721 / III / 18 / 157